任性出版

讓我們的靈魂
激盪身體歡愉

網路上最有影響力的男科醫師
成都下水道（任黎明醫師）——著

男科醫生的臨床手記，講透男人身體的祕密，
值得女人通宵看完的祕笈

肉體是每個人的神殿，
不管裡面供奉的是什麼，
都應該好好保持它的堅韌、美麗和清潔。

——村上春樹

Contents

Contents

Contents

Contents

推薦序一

從婚內陽痿到婚外出軌，我們做愛卻不懂愛

「我是艾姬：情癒撩慾系作家」粉專版主／艾姬

艾姬身為兩性作家，長期關注兩性親密關係議題，寫兩性觀點分析也寫情慾文學，多年前出版過性愛指南書。特別是在收集研究資料及撰寫性愛指南書的過程當中，深感身體與性學的奧妙。傳統保守的華人社會，一直以來在學校教育中欠缺完整的性教育，以至於我們都是在一知半解之下，自己研究摸索或與伴侶相互探索，在不斷嘗試與體驗之中，找到身體歡愉的開關。

多數的男女是空有姿勢，欠缺知識。不太認識自己的身體，也不認識異性的身體；姿勢則是透過觀看一些愛情動作片，模仿而來。此書作者任黎明是中國知名的泌尿科醫師及微博版主，以二十多年的臨床經驗，撰寫這本講透男性身體的祕笈。就知識的含金量而言，非常

值得想要增進健康以及親密關係的男男女女閱讀。不同於許多艱澀的醫療專業書籍，作者透過生活化以及幽默有趣的筆調，讓專業內容穿插在各種故事情境中，時而令人驚嘆連連、大開眼界，時而令人拍案叫絕、哈哈大笑。

我認為這不但是一本醫療保健書，還是一本兩性書。從生理層面的反應，我們更了解兩性之間某些殘酷真相。例如書中提到：「男性的勃起有三種，心理性勃起、反射性勃起、夜間勃起。」我就想到某些騙色的渣男，會以身體反應取信於女人，跟她說：「我是愛妳的，否則身體不會有反應。」但事實上，男人除了心理性勃起，還有反射性勃起，他的身體反應可能跟「愛」一點關係也沒有。這句箴言：「女人在床上流的淚，比任何地方都多；男人在床上撒的謊，比任何地方都多。」就是血淋淋的真相啊！

「最好的春藥有兩個，第一是鍛鍊，第二是愛情。」我也認為靈魂激盪身體的歡愉，才是極致的歡愉。然而，要找到靈魂和身體都契合的伴侶非常難得，無論是鍛鍊或是愛情，都需要「用心」與「持續力」。我個人認為靈魂契合比較重要，而身體契合則有機會透過學習嘗試與溝通協調，找到雙方都舒服的模式。

從婚內陽痿談到婚外出軌，從異性相吸聊到無性夫妻，我們有伴卻難免孤單，我們做愛卻不懂愛。這本《讓我們的靈魂激盪身體歡愉》，可以讓我們學習愛自己和伴侶的身體，知道如何去享受性愛的歡愉，也知道如何保護及照顧彼此的健康與需要。除了女性朋友可以一窺男體的奧祕、提升更好的性愛品質之外，相信也能解答很多男人心中對自己身體與性愛的種種困惑！

推薦序二

談笑風生裡，助你重振雄風

泌尿科醫師、漫畫家／怪醫鳥博士

醫師看診有很多類型：一絲不苟嚴肅型、諄諄教誨叮嚀型、高不可攀權威型……等。如果看診時遇到幽默風趣、醫術又好的醫師，絕對是病人的福氣。本書作者就是那種，病人遇到他，看診還沒結束，病就好了一半的類型。

鳥博士身為執業二十幾年的泌尿專科醫師，也擔任過威而鋼臨床人體試驗計畫的執行醫師。坦白說，市面上的泌尿科醫學書籍，不容易讓鳥博士覺得興趣盎然，倒不是那些專家們不厲害，而是寫給一般民眾看的醫學科普書，多半是比較入門級的醫學知識。對於每天都得接觸上百位泌尿科病人的醫生來說，已經是滾瓜爛熟的醫學知識，自然很難讓專業醫師們看得津津有味。

但是作者不愧是中國粉絲量最多、號召力最強的泌尿外科醫生，以外號「成都下水道」的「下氏風格」，在新浪微博上發表泌尿醫學文章，造福無數民眾。任大夫的文章讓鳥博士嘖嘖稱奇！

他的醫學文章有幾個特點：

一、故事多：所有人都愛聽故事，趣味橫生的故事，自然吸引人，而且他的故事都是親身經歷，加上獨特敘事風格，從故事中導入醫學主題。不僅得到醫學知識，也增加幾分對人生百態的體悟。

二、範圍廣：從腎結石到勃起功能障礙、從早洩到攝護腺肥大、從包皮環切術到「打飛機」。可以說男人的內太空到外太空，這本書都含括了。連「陰囊潮溼」這樣的議題，門診時偶爾會被患者問到，但是鳥博士覺得不算是疾病，所以沒有深入研究的現象，「下大夫」都研究得頭頭是道。

三、深度夠：雖然內容似乎不太正經，但對醫學該有的正確性和深度說明，卻一樣也不少，專業度值得信賴，而且對疾病治療有其獨到心得。

四、趣味足：「快有快的快樂，慢有慢的麻煩」、「不要爽了上面卻痛了下面」、「飛機不是你想打就能打好的」等各種奇思妙想的語句，讓你不得不佩服這位醫師的文采，真是妙不可言。

五、夠坦率：這點讓鳥博士相當佩服，任大夫不僅直言不諱男科常被詬病的「坑病人」現象，也坦率指出哪些壯陽食品無效。一般人其實不想擋人財路、旗幟鮮明的表達看法，任大夫卻毫不扭捏、該講就講，實為不懂醫學的一般民眾之福。不僅如此，他連自己曾遇到的手術併發症也完整的描述，這種毫不鄉愿的個性，值得尊敬。

醫療無國界、知識無疆界，雖然中國的醫療環境、醫學檢查和藥物用語，跟臺灣有明顯差異，但是閱讀上的「詞句異文化感」，反而也是刺激閱讀時思考的樂趣之一。無論男女，如果你想了解泌尿醫學，這本《讓我們的靈魂激盪身體歡愉》，絕對值得你再三閱讀！

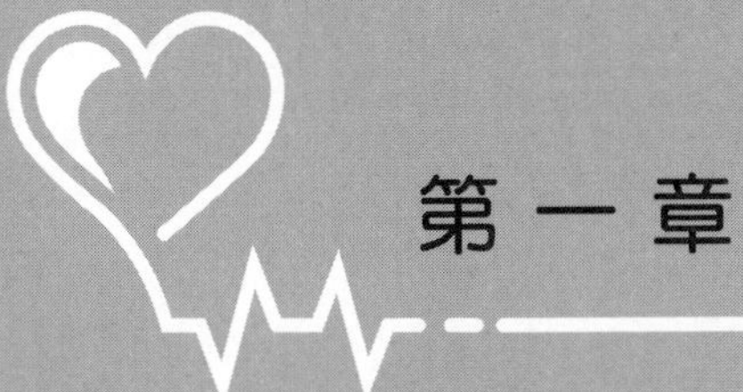

第一章

身體問題有一天
會成為靈魂問題

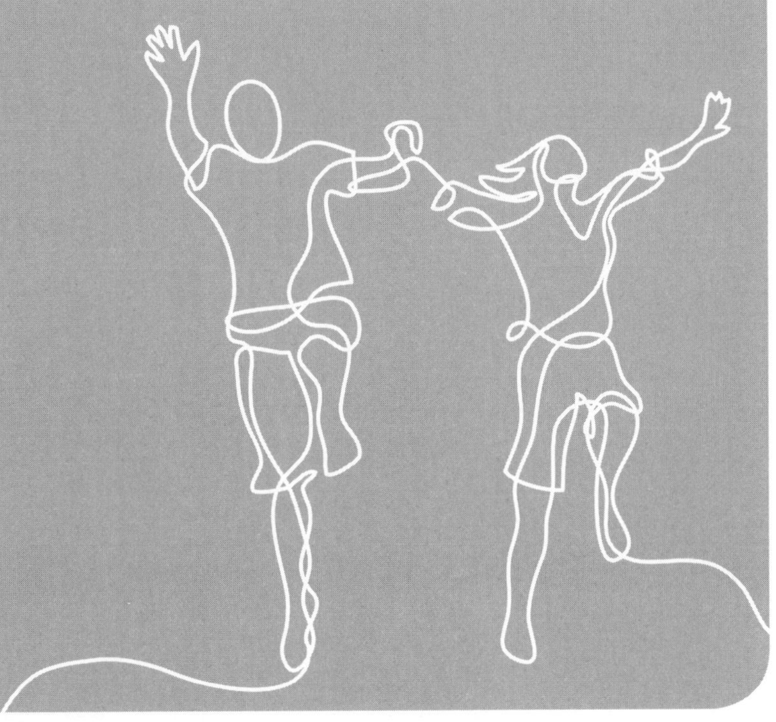

1 男人三更筆桿起，「舉」字頭上三座山

晨勃是夜間勃起的一種，不完全等於性功能，
晨勃消失也不等於勃起功能障礙。

二〇一〇年的早春二月，具體是二月二十六日下午，老劉、老馬、老楊在成都三聖鄉的江家菜地見面了，那個時候的成都乍暖還寒，有幾對熬過了嚴冬的喜鵲，藏在剛剛冒出花骨朵的桃樹上不停的歌唱。

老劉、老馬、老楊同屬成都越野一族的車友，平日在手機的群組相談甚歡，彼此熟識，卻因各種原因未曾謀面。老劉終於提議：「我查了成都黃曆，二月二十六日，星期六，宜理髮，宜吃農家菜，宜擺龍門陣；忌耍流氓，忌家裡宅，忌很晚才回家。今日開運法寶：約好友喝茶，在天願作比翼鳥，在地願為同圈豬。」

車友會裡最德高望重的老劉相邀，老楊、老馬便驅車前往。第一次相聚，沒有一丁點尷尬，老劉總結：「劉（牛）、楊（羊）、馬聚會，太安逸了。天蒼蒼，野茫茫，風吹草低見牛羊。」老馬不高興：「應該是風吹草低見馬牛羊，馬排你們前頭，還不影響押韻。」

歷史性的聚會持續四個多小時，天南地北的說到天黑。三人相見恨晚，相約每半個月聚會一次。因為當日忌很晚才回家，晚飯後各回各家，各找各媽。

三人的共同特點：年屆不惑、離異、膝下無子、健談。三人的不同特點：老劉家產上億人民幣，肥頭大耳，屬圓錐形立體大飯桶，始終找不到脖子，腦殼像是一圈肉螺絲直接擰上去的；老馬是大型國企的中層幹部，年薪不菲且風流倜儻，嘴大，嘴大吃四方，嘴大性感，山珍可餐，秀色也可餐；老楊瘦骨嶙峋，三人中經濟實力最弱，在磨石橋開一家電腦維修鋪子，維持衣食住行尚可，從來不敢大手大腳，貴在人窮志不短，窮且益堅，不墜青雲之志，事業處於上升階段。

這天，是個值得紀念的日子，三個臭味相投的成都男人聚在一起。

約定的半個月聚會，他們堅持下來了。老劉是成都江湖的名流，一般聚會由他發起也由他買單，而且他們聚會的場所多在雙楠社區一帶。當然，離異老男人重新找到生命中的另一半，是聚會時永遠不變的話題。

但是，三人遇到一個共同的困惑：勃起硬度不夠。

老劉是我的好朋友，家裡珍藏著不同的壯陽材料，譬如豹子骨、眼鏡蛇泡的藥酒，但凡上餐廳吃飯，條件適合，必點生蠔、羊腰子。可惜效力不夠，性功能依然呈下降趨勢。

他對老楊、老馬說：「我把下老師叫來給我們上上課。」

我去了，熱浪襲人的七月，在他們第一次聚會的江家菜地，他們虔誠的洗耳恭聽。「知道什麼是勃起嗎？」我直截了當問。老馬回答：「不就是硬起來唄。」「對，硬起來，丁丁是一個非常奇妙的玩意，在有性刺激的情況之下，丁丁會不由自主的勃起。勃起硬度分一到四級，分別與豆腐、剝了皮的香蕉、沒有剝皮的香蕉、黃瓜相對應，性功能正常的男性，丁丁硬度可以遊刃有餘的在一到四級之間變化。」

老楊打岔：「不少女人認為丁丁裡面有骨頭呢。」確實有部分情竇初開的女性認為丁丁裡面有骨頭，一些網站為了提高點擊率，將照片修成丁丁有骨頭，誤導她們。

幾乎所有的哺乳動物，包括人類，平時丁丁根部的動脈平滑肌必須保持收縮，以阻止血液灌入海綿體。丁丁受到性刺激後，短時間內丁丁根部的動脈平滑肌鬆弛，將血液灌注到海綿體內。同時，海綿體的靜脈血管關閉，丁丁變硬、增粗、延長，到了三到四級硬度，才能進行「活塞運動」。

有一種勃起叫死亡勃起。一個人被吊死，血液自然聚集到他身體的最底部：腿或腳。如果腿充滿血液，腰部的血液就會進入丁丁的海綿體，可能導致勃起。只要血液不凝結，處於那個姿勢的身體必定會保持死亡勃起。

戰爭年代，死亡勃起是一種很棒的戰利品。羞辱敵人的其中一個方法，就是陳列他們死後的交媾器官。

老劉問：「晨勃與性刺激沒有關係吧？為什麼有晨勃？晨勃消失是不是代表陽痿？」

男人三更筆桿起，這是一句廣為流傳的說法，說的就是男性的夜間勃起，晨勃是夜間勃起的一種。

男性的丁丁勃起有三種：

- 心理性勃起：與性內容直接相關的視覺、聽覺、嗅覺、性想像誘發的勃起。
- 反射性勃起：身體摩擦丁丁，直接接觸女性所誘發的勃起。
- 夜間勃起：睡眠處於快速動眼期和非快速動眼期的交替中，丁丁也經歷著勃起—疲軟—再勃起—再疲軟的生理過程，這就是陰莖夜間勃起，是男性的正常生理表現。

有一個有趣的發現：胎兒在媽咪的肚子裡也會出現勃起。進入青春期後，男性的夜間勃起變得頻繁；青少年期，每晚會有四至六次、每次二十至四十分鐘的勃起，勃起時間總共可達兩小時至兩個半小時。原因呢？在意識清醒的白天，大腦會抑制性反應的發生；酣然入睡時，大腦的抑制功能消失，丁丁就不聽大腦指揮了，隨心所欲的「筆桿揮舞」。

隨著年齡增長，中老年男性的夜間勃起相應減少，有一組研究發現，大於七十歲的老年男性，夜間勃起也有一至二次。

那麼，晨勃消失是不是代表陽痿呢？

不一定，夜間勃起受很多因素的影響，即使是性功能健康的男性，經常也會出現夜間勃起（包括晨勃）的減少和消失。

最常導致晨勃消失的原因，同時也是導致勃起硬度不夠的原因有很多種，譬如縱慾過度、頻繁手淫；極端疲勞；失眠或睡眠狀況欠佳；抗腫瘤藥、降血壓藥、鎮靜藥等藥物影響；酒醉或酗酒；年齡因素。

三人面面相覷，做沉思狀，估計都在深刻檢討，找尋導致他們性功能下降的原因。

我再次提醒他們：「記住，晨勃並不完全等同於性功能，晨勃消失也不等同於有勃起功能障礙。」老劉有些憤憤不平：「雖然我經常酗酒，但是我吃了那麼多壯陽食品，也沒啥用處啊？」

對的。

2 壯陽健康產業鏈，傳說很多、有效很少

世上經過證實的天然催情藥有兩種，一是馬來西亞的東革阿里，二是非洲的卡賓達樹皮，但請謹慎服用。

關於食物增強性功能的傳說，江湖上很多，其中最有名的就是韭菜、生蠔、羊腰子和巧克力。

壯陽這件事，已經發展成一條完整的健康產業鏈，但是市面上號稱能夠壯陽的食物和藥物，幾乎都是騙人的。先說韭菜。韭菜是最受委屈的壯陽草了，裡面含有其他蔬菜欠缺的二甲基二硫醚、丙烯基二硫醚等，正是這些含硫化合物讓韭菜具有特殊香味，但是這些並不能增強性能力。

其次是生蠔。生蠔與生殖系統確實有一定關係，因為生蠔富含鋅、硒，可以提高精子的品質；生蠔裡的D－天冬氨酸可以有效提高男性雄激素（睪酮）的分泌，但對男性性功能的增強效果完全可以忽略不計。

再說羊腰子。我也喜歡吃羊腰子，尤其是烤羊腰子，是一道美味佳餚，但是，羊腰子與

豬腰子的成分差不多，也沒有壯陽功效。

有些人覺得羊腰子有壯陽功效，完全是心理因素作祟。另外，羊腰子裡面也含有少量的微量元素鋅，每百克羊腰子中的鋅含量為二·七四毫克，對提高生精功能有一定效果。

還有人認為巧克力具有壯陽作用。其實，巧克力是愛情的象徵，裡面富含苯乙胺，是一種「快樂分子」，可以使人心情愉悅，但對性功能的提升卻是無能為力。

最近，如日中天的壯陽植物是瑪卡（按：即印加蘿蔔，產於南美洲）。

瑪卡裡面的瑪卡醯胺和瑪卡烯，沒有任何證據證明有助於提高性能力，充其量只是安慰劑而已。隨著醫生、營養師不斷的撥亂反正，瑪卡也被打回原形。

網路上許多介紹瑪卡的詞條，也刪除關於瑪卡神奇功效的虛假宣傳。

以瑪卡作為關鍵字檢索資料，其能提高性功能的文獻寥寥無幾，有限的文獻，都不夠循證醫學的基本要求，幾例有勃起功能障礙的病人，僅憑病人的主觀描述和國際勃起功能指標量表（IIEF-5），就洋洋灑灑寫成一篇論文，我懷疑作者是商家的槍手。

紐約大學朗格尼醫學中心（NYU Langone Medical Center）的結論：儘管瑪卡總是以提高性能力的噱頭出現在公眾面前，但沒有任何可靠的證據證明它的神奇功效。

至於其他宣稱能夠壯陽的食品，更是無稽之談，包括虎骨、豹骨、鹿茸、熊掌、冬蟲夏草、淫羊藿等。

有沒有天然的催情藥呢？

有，**世界上經過證實的天然催情藥有兩種**：

- 馬來西亞的國寶級植物——東革阿里。有原片和煎劑，原片泡茶，煎劑直接口服，但得出的結論，全是來自馬來西亞的醫學專家們的研究，具體效果還有待考證。
- 非洲安哥拉卡賓達地區一種名為 Pausinystalia macroceras 樹的樹皮——卡賓達樹皮。

（按：可以用於食物烹飪，不過卡賓達樹皮服用過量會導致中毒，體質差的人服用後會出現心悸、發熱的副作用，患有腎衰竭、呼吸困難、高血壓、心血管疾病的人須謹慎食用。）

老馬平時喜歡吃羊鞭壯陽，老是感覺效果不明顯，問我是什麼原因。

我告訴老馬，我的老家在四川省鄰水縣，與武勝縣毗鄰，而武勝老縣城的嘉陵江邊，有一個非常古老的小鎮——沿口古鎮。這裡都是清代民居，房子搖搖欲墜，走在街上，有一種時空倒錯的感覺。

我一直覺得這是最道地的古鎮樣子。

古鎮最流行一道名菜叫「三巴湯」，解釋一下，就是牛鞭、牛尾、牛嘴，搭配適量的當歸、沙參、大棗、枸杞、白芍等十幾味中藥，用土砂罐慢火煨燉六小時以上。非常好吃，入口即化，但多吃就有些膩了。

三巴湯，用市井俚語去意會，你會啞然一笑。

三巴湯裡面含有牛鞭，所謂的牛鞭，就是牛的生殖器，按照「以形補形」的原理，具有壯陽功效，所以遊客到了武勝縣，總要去沿口古鎮大快朵頤。

牛鞭壯陽，事實果真如此嗎？

牛鞭壯陽的理論基礎是裡面富含雄激素，根據相關研究，每一百克牛鞭含六七・六六微克的睪酮，看起來吃牛鞭似乎可以為身體補充雄激素，而且睪酮的熔點是攝氏一百五十五至一百五十六度，慢火煨燉對它結構的破壞甚微。但別忘了，動物的雄激素不能完全等同於人類的雄激素，況且，在高溫的作用下，雄激素的活性已經大不如前，而吞咽到胃裡後，還要受到胃酸的摧殘，最終能夠吸收進入體內的睪酮寥寥無幾。平時病人口服的睪酮，添加特殊的保護劑，方能免遭人體消化系統的破壞。

另外，牛鞭含高蛋白、高膽固醇，吃多了很膩。其實在中國人心目中有一個誤區，認為攝入過多高膽固醇類食物，會導致血膽固醇增高。美國農業部二〇一四年公布一項研究結果，證明食物中的膽固醇含量，與血液中的膽固醇含量沒有直接關係。

作為一道美食，吃牛鞭可以飽口福，值得推薦。

3 鍛鍊是最有效的春藥——凱格爾運動

凱格爾運動原本是用來幫助產後女性骨盆修復、預防陰道鬆弛，卻意外被發現可以明顯提高男性性功能。

課該結束了，老劉不屈不撓：「老下，有沒有不依靠藥物，就能提高性功能的方法？」我氣定神閒的回答：「當然有了，最好的春藥有兩個，第一是鍛鍊，第二是愛情。」鍛鍊是有效的春藥，**所有的鍛鍊方式中，游泳最佳**，可以全方位的提高身體素質，推薦每週游泳二至四次。

每晚睡覺前分別做**深蹲**、**伏地挺身**、**仰臥起坐**二十次，對於提高性功能也有好的效果。

但是，**最有用的還是凱格爾運動**。

顯然他們從來沒有聽說過凱格爾運動，都是一臉懵懂。

凱格爾運動是在一九四八年，由美國著名婦產科醫生阿諾·凱格爾醫師發明的，最初用來幫助產後女性的骨盆修復，預防陰道鬆弛和壓力性尿失禁，後來被男科醫生發現可以明顯提高男性的性功能，遂將它發揚光大。

凱格爾運動相對比較複雜，是訓練和強化骨盆盆底肌肉群功能的綜合運動。我簡化了一下，男性非常容易掌握。就連我自己，為了改變「以前硬著等、現在等著硬」的狀況，也身體力行的加入凱格爾運動的大軍。

首先要準確找到骨盆盆底肌肉群，排尿時突然憋尿，幫助你憋尿的肌肉群就是骨盆盆底肌肉群。女性的尋找過程更方便，將中指、食指同時伸入陰道，用力收縮肛門，手指感受到來自陰道壁壓力的地方，就是骨盆盆底肌肉群聚集的地方。

凱格爾運動在站、坐、臥、行時都可以進行，不過起初訓練時還是建議平躺。運動前必須排空膀胱的尿液，雙膝微開彎曲，用力提肛，收縮骨盆盆底肌肉群五秒，然後放鬆十秒，連續十次為一組運動，早上、中午各一組，晚餐前及睡覺前各一組，每天共四組運動。別以為它很輕鬆，其實挺累人的。

運動一段時間之後，提高運動強度，改為收縮骨盆盆底肌肉群十秒，接著放鬆十秒的節律。然後逐漸將運動場景擴大化，坐著或者步行時也可以提肛。

效果因人而異，對大多數參與凱格爾運動的男性來說，三個月之後能夠見效。

在他們的連聲道謝中，我結束了這堂課。

鍛鍊，對平時生活不規律的他們來說，是一件苦差事。

話別之前，我反覆的告誡他們：「再小的努力，乘以三百六十五天的效果都很明顯。」

4 提高硬度的最簡單方法：尋找愛情

誰都可以在自己的時光裡，等到那個人，找到那個人，
執子之手，共踏十里紅塵。

我就知道，儘管我開出具有治癒效果的處方，單身的老劉用來提高勃起硬度的方法，還是最簡單的一種：尋找愛情。

蘇格MUSE酒吧是老劉的窩，大概是因為老劉經常在酒吧一擲千金，酒吧員工私底下稱他為「瓜娃子」，一入座就有妹子簇擁。日子一長，老楊逐漸被酒吧曖昧的氣息感染，不再甘心當老劉、老馬的電燈泡，他甚至主動邀妹子玩些猜拳行令的遊戲，開腔打不死人，錘子滿天飛。只是每當曲終人散時，他會感到空虛，觸摸一簾春色，卻疏遠了春天的明媚，黯淡的心遺忘在偏遠的角落，有一種說不出的悲涼。

遇到心儀的妹子，老劉便移到隔壁的王子會所K歌。那晚K歌的氣氛很熱絡，美女聲情並茂的唱蔡依林的《愛情三十六計》：「愛情三十六計，就像一場遊戲，我要自己掌握——遙控器。」老劉合著節拍鼓掌，簡直唱到老子心窩去了。老成持重的老馬俯身向老劉面授機

宜：「搞清楚妹子的底細再說，不要亂按你的遙控器。」

亂了方寸的老劉根本不把老馬的善意提醒當回事。一個半月之後，老劉心急火燎的約老馬、老楊在瑞升茶樓開緊急會議，主題是：「我的女友乳暈大了一圈，是不是『豬』胎暗結？」老馬按捺不住的挖苦老劉：「恭喜！今年是兔年，妹妹屬豬，生個兔寶寶，等於給你立了塊守『豬』待兔的牌坊。」

一週後，老劉帶著女友去華西第二醫院檢查，血HCG（人絨毛膜促性腺激素）的結果很確鑿，女友有喜。

這下真的麻煩了，說「我要妳」時生猛有勁，講「我愛妳」時有氣無力的老劉，最終把自己囚進籠子。風情萬種的成都，又多了一個奉子成婚的經典案例。

老劉的孩子即將呱呱墜地，而老劉與女友正在商談孩子出生後的離婚事宜，偶爾老劉拉上老馬、老楊去K歌，煩惱化作鬼哭狼嚎傾瀉而出。自從女友懷孕之後，三人幫變成了二人轉，老馬、老楊照例半個月一聚，只是就餐地點多是蒼蠅館子，娛樂之處多是府南河邊一些不出名的小酒吧。沒辦法，少了巨大財力的支持，日子也素淡如水。

其實，對於中年男性，青春已然凋零，我們也各自踏上自己選擇的旅程，也學會看著曾經牽腸掛肚的彼此快樂。誰都可以在自己的時光裡，等到那個人，找到那個人。那人長髮及腰，執子之手，共踏十里紅塵，聽懂絕世梵音，我們需要的，是真誠、責任和心心相印。

5 只要有作用，誰怕副作用

長期服用威而鋼或犀利士，可能造成心理依賴，但對確實有勃起功能障礙的男人來說，沒有影響。

二○一三年九月的一個週末，老馬、老楊在水碾河的「大碗麵」解決午飯，麵館裡坐了一位濯青漣而不妖的美女。老馬忐忑的走過去，情不自禁的問她：「妳叫啥……啥……名字？」名字還沒說出口，美女搶先回答：「肥腸麵，中份，再加一個煎蛋。」

老馬不屈不撓：「我的肥腸妳永遠不懂，我問的是妳的尊姓大名？」

美女聽老馬這麼一說，更直接了：「不就想認識我嗎，說個理由先？」

老馬死豬不怕開水燙：「妳是龍泉三月桃樹上顫動的紅花，我今天錯失，就謝了。」

美女滿臉嬌羞：「你才謝了咧！」

美女的姓名、職業、電話在老馬淡雅而固執的追問下潰不成軍，老馬本來光鮮的形象在老楊心中更加光鮮。老馬就是老馬，像鑲了銀蹄子的老白馬王子，踏著雨巷裡鬆動的碧色石板，馬蹄聲讓美女怦然心動。

光鮮的外表是老馬成功的最重要因素，否則，東看西看，母雞下蛋，美女一腳把他踢到火車東站。

很快，老馬與美女已進入戀愛階段。三個月之後，他們結婚了。

起初兩人的性生活很美滿，每天煮不同菜色，讓生活有滋有味，隔三岔五變換著花樣親熱，高潮經久不息。有時甚至會關了燈，點半支蠟燭，兩人喝一瓶紅酒，說整夜情話。

美好的日子只持續了一年多，老馬就打電話跟我說：「下老師，我的性功能完蛋了。」

「什麼症狀？」我好奇的問。

老馬說：「心有餘而力不足，舉而不堅，堅持三級硬度都達不到，肯定是陽痿。」

陽痿，準確的醫學名詞是勃起功能障礙，不過現在大家還是約定俗成的稱為陽痿，言語間有一分惋惜，也有一分鄙夷，帶有明顯的歧視意味。一九九二年，美國衛生研究院（NIH）決定用勃起功能障礙（erectile dysfunction）一詞代替陽痿，簡稱ED。

陽痿是什麼鬼？準確的定義是：丁丁持續無法達到或維持足夠的勃起，以獲得滿意的性生活。再通俗易懂一些，男人打飛機時，丁丁依然不能勃起到三級以上硬度，就是陽痿。

陽痿分為三種類型：

- 心理性陽痿：緊張、壓力、抑鬱、焦慮、夫妻感情不和、夫妻審美疲勞等精神心理因素造成的勃起功能障礙。

・器質性陽痿：最常見的是陰莖血管性原因，包括任何可能導致陰莖海綿體動脈血流減少的疾病，如動脈粥樣硬化、動脈損傷、動脈狹窄、陰部動脈分流及心功能異常等；其他原因有中樞神經、周圍神經疾病導致的勃起功能障礙，以及內分泌疾病、陰莖本身的疾病導致的勃起功能障礙。

・混合性陽痿：就是心理性與器質性兼備。

我囑咐老馬抽空到醫院來看一看。老馬來了，垂頭喪氣。他說美女有與他分道揚鑣的打算，突然想起張嘉佳在《從你的全世界路過》裡寫的一段話：「故事的開頭總是這樣，適逢其會，猝不及防；故事的結局總是這樣，花開兩朵，天各一方。」

老馬天天堅持每週游泳和凱格爾運動，也無濟於事。

在門診，我發現一個有趣的現象，大約有一半的陽痿病人是夫唱婦隨，或者乾脆就是妻子敦促丈夫來醫院看病的。一般我會採用把妻子轟出去，與貌似陽痿的丈夫促膝談心的方式。結果跌破眼鏡，其中九成以上的病人，對自己的妻子不行；對其他女人，不但行，還行上加行。

儘管有後悔，儘管有道歉，儘管有人生若只如初見。但是，婚內陽痿已經演變為一個嚴重的社會問題，再高明的醫生，也難以妙手回春。

法國一項研究顯示：**男女之間的新鮮期，平均只有八個月**，然後步入綿綿無絕期的親情期，所以無性婚姻在全世界屢見不鮮。得一良人，立黃昏、粥可溫的誓言都去哪兒了？如何治療，成了泌尿科醫生的一大難題。

我按照慣例問老馬：「結婚以後，你有外遇過嗎？」老馬還算誠實：「有過一個。」「與她會出現陽痿嗎？」我接著問。老馬說：「不會。」

診斷變得很簡單：心理性陽痿。處置起來卻不簡單，重拾夫妻熱情是關鍵。從生到死，我們都在不斷的成長，成長是日漸坦蕩和真誠的過程，所以觀點應該鮮明，態度應該直接。夫妻之間出現問題了，必須勇敢面對。

今天欠一場電影，明天欠一次旅行，後天就會欠一個未來。把更多的時間留給對方，求仁得仁，復無怨懟。改變性愛場景，車震、野戰常有意外之喜。必要時使用藥物治療。

老馬搖頭：「確實沒有太多時間陪老婆，你還是幫我開點藥吧。」開藥也行，以前是威而鋼（按：Viagra，中國稱萬艾可或偉哥），現在流行犀利士（按：Cialis，中國稱為希愛力）。

威而鋼是一種耳熟能詳的藥物，研發的過程，是一篇陰錯陽差的故事。

威而鋼是全球第一個口服的PDE5抑制劑（按：這類藥物是最早被核准用於治療勃

起功能障礙的有效口服藥物）。一九八六年，美國輝瑞公司在英國的分公司研發新藥，主要目的是為了治療高血壓和心絞痛，研發進入了臨床階段。一九八八年在志願者身上測試藥物是否安全，它的表現很好，但是藥物動力學方面的測試，關於血壓、心率、前臂血流量、靜脈應變性和心輸出量變化的資料很讓人沮喪。於是輝瑞公司決定收回藥物，大多數志願者卻不願意交還藥品，他們的理由是：扔馬桶沖走了。

細心的研發人員追本溯源，多數志願者因為服用了此種藥丸而使丁丁頻繁勃起，如獲至寶。這個意外收穫，註定了威而鋼是一種收不回來的藥丸。

輝瑞公司趕快調整研發方向，經過一九九二年至一九九四年的漫長研究，確定威而鋼具有治療勃起功能障礙的作用，提高性快感，更容易達到高潮。一九九八年三月二十七日，被美國食品藥品監督管理局（ＦＤＡ）批准上市，成為震驚世界的一代神藥。

二〇〇〇年七月四日，威而鋼在中國正式上市。當天，北京大學第一附屬醫院泌尿外科的郭應祿院士，開出了中國第一張威而鋼處方。

但是，此藥只會在有性刺激的情況下才發揮作用，而且只針對器官本身，解決的是硬體問題，對於慾望的作用微乎其微。慾望是啥？慾望是軟體，欲生於無度，邪生於無禁。所以威而鋼不是催情藥，它的藥用價值在於，提高勃起功能障礙病人的丁丁勃起硬度，使他們能夠順利完成性交。

二〇一四年秋天，輝瑞公司在成都會展中心召開藥品推廣會，我參加活動時，公司還免費送我一顆。

那時我三十多歲，性功能和性技巧處於巔峰水準。一個月黑風高的夜晚，我服用了，射精之後的半小時內，還處於勃起狀態，勃起時的硬度相當於三級（沒有剝皮的香蕉），於是重新與伴侶前戲，馬不停蹄的再來一次。

感受一般，沒有明顯延長射精潛伏時間，所以，沒有勃起功能障礙的成年男性不推薦服用。至於快感，似乎與平時並無二致。

老馬問我：「那為什麼給我開的藥是犀利士呢？」

犀利士是美國禮來公司研發成功的，與威而鋼一樣，同屬PDE5抑制劑。因為藥物半衰期長，作用時間也更長，是美國FDA和中國CFDA（國家食品藥品監督管理總局）批准的唯一長效PDE5抑制劑，在中國上市已經有十三年。二〇一四年，犀利士後來居上，全球銷量超過威而鋼，成為治療勃起功能障礙的第一選擇。

犀利士是不是可以長期服用呢？答案是肯定的，幾乎對身體沒有危害。

為什麼說幾乎呢？有些青年男性本身性功能尚可，為了在情侶面前表現自己卓越的床上功夫，喜歡用威而鋼或犀利士助勃。長時間服用，可能造成心理依賴，也是心理性勃起功能障礙的誘因，所以我堅決反對沒有勃起功能障礙的正常男性服用。但對確實有勃起功能障礙的病人來說，長期服用犀利士沒有影響。

犀利士的橫空出世，尤其是最近幾年對小劑量療法的研究，發現小劑量ＰＤＥ５抑制劑可以作用於陰莖海綿體，使血管內皮舒張及收縮的功能發生一些有益的變化，達到治本的目的。同時，因為劑量小，副作用也相應減少、降低。

這兩種藥最常見的副作用是：頭痛、面部潮紅、胃部不適、視力異常（如視覺色彩改變和視力模糊）、鼻塞或流鼻涕、背痛、肌肉痛、噁心、頭暈、皮疹等。目前在中國上市的犀利士主要有兩種劑量，二十毫克和五毫克。二十毫克用於臨時應急，至少性愛前三十分鐘口服。當然，有一種更為完美的折中方案：起始劑量為十毫克，倘若服用十毫克效果不顯著，可以追加到二十毫克。

我給予老馬最後的治療建議是：「犀利士小劑量療法，每天晚飯後服用五毫克，三天之後體內能夠達到足夠的血藥濃度，隨著時間累積，體內血藥濃度是單次二十毫克劑量的一．六倍，有更好的效果，一次成功的性愛也許可以幫助老馬重振雄風。」

另外，在親熱時可以採用一些小技巧，譬如膀胱儲尿法。親熱時讓膀胱儲存一定容量的尿液，就是剛好想上廁所時的水準，能夠刺激性神經，有效增加丁丁勃起硬度。

6 吃了天鵝肉的癩蛤蟆，不能再自認是癩蛤蟆

愛情這東西，需要雙方齊心協力，
像打排球，講究一傳、二傳與扣殺。性生活也是。

老楊澈底落單了。落單了也好，可以悉心照料、經營自己的家，夜店幾乎不去，畢竟囊中稍顯羞澀，比不得老劉的日進斗金。巨大的貧富差距甚至讓老楊自卑，像是上茅房屙屎，擦了整整一卷衛生紙，仍然覺得屁股沒有擦乾淨。老劉不一樣，坐上馬桶先放三個響屁，那是相當講排場和氣質。

十月中旬，正在關店的老楊迎來了一名顧客，十萬火急的向老楊求救：「我的微軟系統崩潰了，請重裝系統時，務必保留電腦裡面那些重要的資料。」老楊抬頭打量，戴眼鏡的女青年，因為著急，盤著的髮髻散落，一頭黑亮柔順的青絲飄逸，相貌普通，卻特有女人味。

老楊輕車熟路的備份資料，然後重裝系統，並囑咐她：「妳的電腦沒有防毒，我給妳安裝了免費的三六〇防毒軟體，沒事殺殺毒、殺殺木馬、清理垃圾，保持電腦健康。」

女青年突然噗哧一笑：「本來是個二五〇，你偏偏要當一一〇，數字相加等於三六〇，

老闆，你真 standing flower！」

老楊鬱悶了：「老子做好事，妳罵老子二五〇、standing flower 啥意思？」

女青年倒是氣定神閒的說：「我真住你隔壁，理工大學的。standing flower，虧你是成都人，意思是站著的花，攢花（成都俚語，性格太過活躍的意思）。」

這女的真逗，老楊破天荒的被別人罵爽了一次，青盈盈盈於懷內、香漫漫漫於胸前般的舒服。

女青年是理工大學的在讀博士，雲南人。

在成都，有一道風景是有一群漂亮妹子不裝不瞞，在街上沒心沒肺沒形象的啃兔腦殼；在成都，有一種疼愛是有一夥兄弟，不霸不欺在家「三從四德」，在外彰顯男子氣概；在成都，有一層文化是有一堆閒人不急不躁，沒事喝點熱茶搓兩圈小麻將。中國最悠閒的城市，就是成都，無出其右。

老楊試探著問：「找個成都人嫁了吧！」

博士驚恐的說：「不會是你吧？」

他們戀愛了。

老劉、老馬知道了老楊戀愛的消息，老劉搖頭：「龜兒子瘋了，吃胃能消化的食物，娶自己能養活的女人，女博士是熊貓級別，要不得。」老馬擺手：「不想吃天鵝肉的癩蛤蟆不是好癩蛤蟆，吃了天鵝肉的癩蛤蟆還是癩蛤蟆。」

一直發展良好的關係戛然而止，老楊覺得老劉、老馬的意見中肯，男本科對女博士，門不當戶不對，算了。但夜沉輾轉時，挑亮一朵燈花，思念依然如枕邊掉落的頭髮糾結成傷。

艱難的挨過了一週，女博士用微信留言給老楊：

「謝謝你的門不當戶不對，閨閣的女子原本清純，卻被缺乏主見的你弄成國寶熊貓了。我偶爾愚鈍，但不傻，讀山、讀水、讀人性，也讀無字的天書，然後把女人的碎碎念糾成千千結，望斷遙遙天涯路。

可能資訊業的人都習慣修補程式，但是感情不需要三六〇，也不用修補。

除了那頂博士頭銜，其實我只是個很平凡的女子，甚至不年輕了。導師說雨季過後，花會敗落，害得我在廁所哭了一宿，後來導師安慰我：『妳只要嫁出去了，送妳兩張蜜月的往返機票。』

對，我得把自己嫁出去，雖然是一朵卑微的小花，在那片鑲嵌著白底藍花的瓷磚地上，照樣開了又敗，敗了又開。

於是我素面朝天的出門，夏日炙熱的天氣裡，偶爾擦一層不增白不遮瑕的潤膚露，所有的日子，都被我穿成最真實的露背裝。

我知道總有一天，我會遭遇一場刻骨銘心的愛情，他像《女人香》中的斯萊德中校，瞎了，雙目失明了，依然優雅，依然謙遜，很紳士的彎腰，對著我說：『Would you like to learn to tango, Donna?』（唐娜，妳想不想學探戈？）」

醍醐灌頂的老楊對著微信裡的頭像呢喃：「我愛妳，博士！」

老楊總算搞清楚了，愛情這個東西，需要雙方齊心協力，像打排球，講究一傳、二傳及扣殺；像踢足球，講究盤帶、過人及射門。老楊運氣差，提起的是鉛球，怎麼甩都甩不遠。

好事多磨，二〇一四年的冬天，老楊與女博士越愛越深。

他們的性生活呢？

他倆都喜歡看書，時間多選擇在親熱之後，聞著乳香，看霞輝美文，歌窈窕之章，相當於高潮的延續。

三年之後，老楊出現了勃起功能障礙，向我求助如何治療。簡單詢問病史，他交往三年多的女博士秀外慧中、曼妙無比。他視她為公主一般，呵護有加，時常製造雨軒窗前共剪燭語的浪漫，因為卑微而嘴拙，慢慢的，氣氛與期望值相去甚遠。

彼此不痛不癢的談著戀愛，偶爾會親密一次，有勃起功能障礙。

我耐心聽完他的敘述，決定治療採用三部曲。先帶他去治療室，注射的只是生理鹽水，這是藥物（安慰劑）心理暗示。我問他：「你女朋友是初戀嗎？」他答：「不是。」

我建議：想像你的女朋友與前男友在床上有銘心刻骨的瘋痴，真實的她並非你想像中的那般冷豔與高貴。他有些憤怒，淡淡的憤怒情緒，默默的剪下一縷縷情思放飛在煙雨紛飛的天際，這是自我心理暗示。

男人總是極力在他深愛的女人面前，表現出最威猛及最性感的一面，有個放之四海而皆準的準則會違背他的本意：欲速則不達。於是要麼早洩，要麼不舉。

他們共同生活期間，所有家務事他都大包大攬，其實這麼做，反而在兩人之間築起了一堵很高、很厚、很堅的無形的牆，造成身分的巨大落差。因為婚姻就是柴米油鹽醬醋茶，關係對等才能讓艱難的日子否極泰來。

我告訴他：「假如你們百年好合，大了她一輪的你十有八九先患帕金森氏症，生活不能自理，她還得照顧你撒尿拉屎，不如現在就開始實踐，為以後的同甘共苦做準備，這是憧憬心理暗示。」

隨後的他逐漸變得威猛無比，去年底他與她結婚的日子，我送上了一千兩百人民幣紅包，寓意月月紅。其實，與月月紅沒有關係，我違規收他一千人民幣，多出的兩百人民幣，是我給他的利息！

7 威而鋼精子會生下哪種孩子？

目前為止並沒有臨床研究顯示，男性服用治療勃起的藥會影響精子品質。但如果你真的不放心，備孕期就停藥一週，絕對安全。

經常服用犀利士來提高丁丁勃起硬度的老馬，終於準備要一個孩子了。當年八月，我的門診日，他提了兩條大重九香菸送給我，我知道來者不善，肯定是諮詢醫學問題。果然如此，他的問題是：「服用了犀利士之後，對備孕有沒有影響？」

這也是許多男性的共同困惑。

當年七月底，由新浪醫藥新聞發出的一條消息引爆網路，造成部分依靠PDE5抑制劑來提高陰莖勃起硬度的男人們如坐針氈。

報導全文是：

「近日，荷蘭研究人員停止了一項臨床試驗，該試驗導致十名孕婦子宮內的嬰兒死亡。試驗中，孕婦口服輝瑞公司的勃起功能障礙藥物威而鋼，目的是評估該藥物是否有助於促進嬰兒在子宮內生長。

據《衛報》報導，該試驗試圖利用這種藥物擴張血管的能力，為胎盤創造更好的血液流動，促進嬰兒在子宮內生長。據悉，此次參與試驗的婦女均為孕婦，且腹中胎兒均存在宮內生長受限的狀況。一般情況下，這種類型的胎兒出生後的預後均不佳，該試驗共招募了九十三位婦女在懷孕期間服用威而鋼。

然而就在上週，監督該研究的獨立資料監測委員會決定終止該試驗。原因是在試驗婦女產下的嬰兒中，有十七名出生時患有肺部疾病，而其中十一名嬰兒因缺氧而不幸死亡。《衛報》表示，另有十至十五位母親正在等待結果，確定她們的孩子是否因威而鋼而受影響。

專家認為，該藥可能會在胎兒的肺部引起一種高血壓病變，從而限制正常的氧氣流動。《衛報》稱，對照組也有嬰兒死亡的案例發生。在服用安慰劑婦女所生的嬰兒中，三名嬰兒也出現了相同的肺部疾病，不過這些嬰兒中沒有一個因此喪命。該組另外九名嬰兒死於其他相關的問題。

負責監督臨床試驗的阿姆斯特丹大學醫學中心，在一份聲明中表示，孕期服用輝瑞威而鋼，可能會在嬰兒出生後對嬰兒健康造成損害。該醫學中心表示，與安慰劑相比，服用該藥物後，嬰兒肺部血管疾病的變化似乎更加顯著，出生後死亡的機率也會增加。這項在荷蘭進行的試驗開始於二〇一五年，預計將持續到二〇二〇年，將會有三百五十名患者參加。

此前，有動物研究表明，使用威而鋼對宮內生長受限的幼崽產生了積極影響。動物試驗的成功，也使荷蘭醫院以及加拿大的其他研究團體，對於這一機制充滿信心。在英國進行的一項單獨試驗，未發現任何證據表明，使用威而鋼可能有利於改善子宮內表現不佳的胎兒生長速度，但也沒有表明存在任何風險。

威而鋼有效成分為西地那非（sildenafil citrate），是全球第一個口服PDE5抑制劑，是輝瑞製藥在研發治療心血管疾病藥物時，意外發現可治療男性勃起功能障礙的藥物。一般來說，西地那非口服沒有依賴性。如此『優秀』的發明，讓輝瑞僅用了半年就拿到了美國FDA的上市批件，也成為全球第一個被批准上市的口服治療勃起功能障礙的藥物，被譽為『偉哥之父』的三位科學家，還在一九九八年拿到諾貝爾生理學和醫學獎。

威而鋼上市二十年，以西地那非為代表的口服藥物，被多個國家和地區的醫學指南推薦為陽痿的一線治療藥物（如美國、歐洲、中國、日本等），也讓輝瑞賺了個盆滿缽滿。在美國上市的第七週，該藥就拿下日處方二十七萬張的銷量，並在二〇一二年達到峰值二〇．五一億美元的銷售額，其主要貢獻來自美國地區。二〇一二年威而鋼在美國的專利到期了，其銷售額出現了明顯下降，二〇一七年的營收為一二．〇四億美元，距離峰值下降了近四一．三%。」

這是一場誤導，可能是網站的編輯們並沒有仔細閱讀全文，真相是：這些嬰兒在母親體內時就發育不良或有疾病，不用威而鋼來嘗試治療，最後的結局要麼流產要麼死胎。但報導的採集非常片面，容易導致恐慌情緒，而且許多國家在進行類似試驗，這次試驗失敗也算是間接提醒了其他國家立即終止試驗。

老馬還是猶豫不定：「犀利士與威而鋼屬於同一大類型藥物，我是不是應該把犀利士停掉？」我非常肯定的說：「兩者的說明書中，本身就禁止婦女或兒童使用。」

但到目前為止，並沒有臨床研究顯示，男性服用威而鋼會對精子品質、女性懷孕和胎兒的生長發育造成不良影響。如果實在不放心，備孕期就不要服用。或者準確監測妻子的排卵期，及時停用，因為不怕一萬就怕萬一。

威而鋼的半衰期較短，四小時左右，藥物經過五個半衰期後，體內血藥濃度不到三％，也就是說，停用一至兩天，就已經絕對安全了。至於犀利士，藥物的半衰期為十八至三十六小時，簡單計算一下，停藥一週，也絕對安全。

老馬心裡的一塊石頭終於落地。

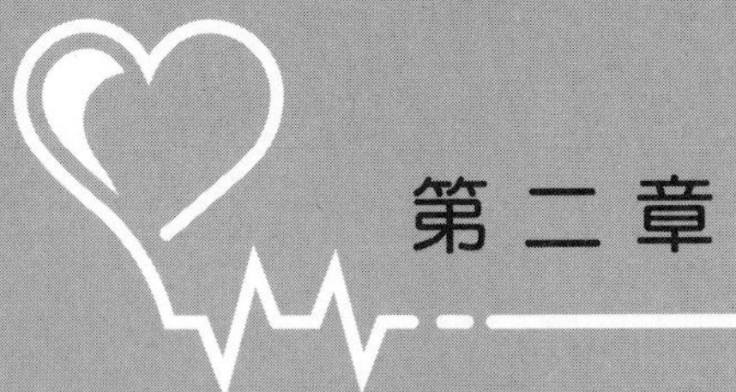

第二章

沒有「不糗」的男人，只是不知自己是哪款

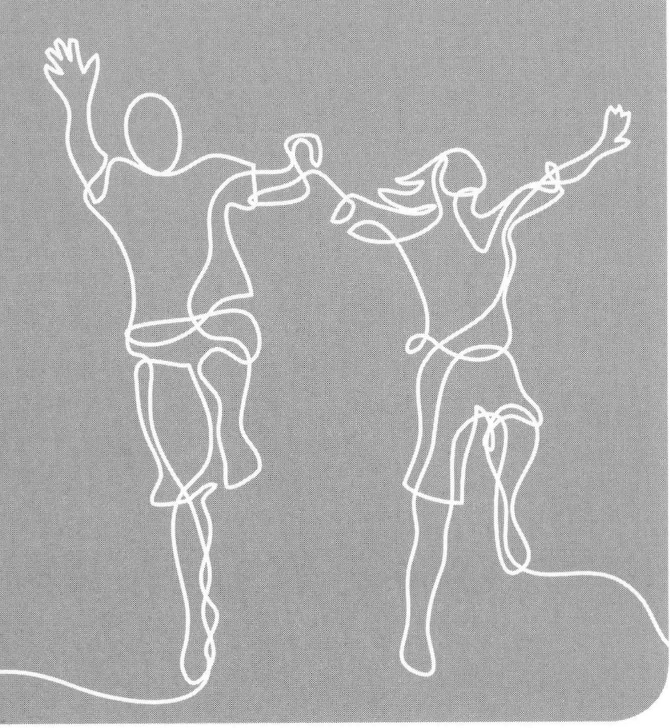

1 快有快的快樂，慢有慢的麻煩

與伴侶的性行為溝通、適度使用黏膜麻醉劑，
都能讓早洩痊癒。

大學畢業後在內、外科不同科室輪轉兩年之後，我終於定科了，泌尿外科，想想都盪氣迴腸。疏通自腎經由輸尿管、膀胱、前列腺至尿道的人體下三路系統，春雨潤楊柳般的細膩與酣暢。不過還得在病房裡錘鍊兩年，才有單獨上門診的機會。

早出晚歸繼續挨了兩年，終於輪到我上門診了，心中那個激動，揚花抽穗、春意知幾許般的幸福。單獨上門診，對專科醫生而言，意味著可以獨立開展工作。

二十年前的那個下午，我正襟危坐，一本正經的診療屬於我的病人。

真是出師不利，到了第三個病人就卡住了。病人姓李，二十九歲，鞋廠老闆，看他褲腰帶上掛著雅哥車鑰匙，就知道他是個腰纏萬貫的人，長相倒是天生勵志。他的主訴：早洩。

哎喲，我也早洩呢！

其實早洩歸泌尿外科的一個分支——男科學管轄，卡住的原因很簡單，所以我就沒有仔

細鑽研過早洩的相關知識。

李總很和善：「不會看？」

我尷尬的低頭：「嗯。」

直言不諱總比濫竽充數好，我們開始聊天，在我的診室，居然有他鄉遇故知的感覺，我坦言我也早洩，情況比他好不了多少。

我的第一次在北京。

我對京城充滿敬畏，沖著遼、金、元、明、清的「天子之都」名號，不敬畏都不行。京城對我來說很神聖，第一次搭飛機的目的地是北京，第一次看國旗升起在天安門，第一次吃美國垃圾食品，在前門全中國第一家肯德基，肯德基又稱「開封菜」，我的第一次「開封」也在北京。

二十多年前民風淳樸，去小旅店開房必須出示結婚證明，最後我膽顫心驚的在公主墳（按：位於北京市海淀區的地名）找一僻靜之處，站著就完成了釋放蝌蚪的成人儀式。甫一進門就一瀉千里，最多三秒鐘，慚愧，完事後空氣中彌漫著炸雞腿的濃濃香味。回成都後又折騰了數次，情況雖有好轉，最長紀錄也達不到三分鐘水準，早洩已成習慣。

李總笑說：「哈哈，我們同病相憐啊，你好好研究，我們一起治療。」

翌日我去醫院圖書室檢索資料，在美國精神病學協會一九九四年的《早洩診療指南》，翻到最新的**早洩定義**：持續性或週期性最小刺激下，插入前、插入時、插入後不久，**在個人意願之前射精，並引起顯著痛苦或影響伴侶關係**。

沒有對時間的具體描述，但我認為定義已經足夠準確了。

當時推崇的主要治療手段：精神及行為療法。方法有兩種，第一種是由 Semans 提出並由 Masters 和 Johnson 發揚光大的停止—擠壓法；第二種是由 Kaplan 宣導的停止—暫停法。

優點：非創傷性治療，無副作用。

缺點：需要性伴侶參與及配合，治療週期較長。

伴隨的嚴峻問題，實在不好意思向女朋友開口。混沌的二十世紀一九九〇年代，是一個複雜而矛盾的時代，亦是一個公平到錙銖必較的時代，好壞從來參半：它的好，為單身增彩；它的壞，為婚後添堵。

繼續翻閱其他相關資料，在美國零散分布有區域性早洩治療中心，雇有專門的漂亮小姐全程親力親為，治療效果良好。但美國是個奇怪的國家，不同的州有不同的法律，這事兒在有些州合法，在有些州不合法。

我打電話給李總：「要不你去紐澤西州？」

他咬牙切齒：「滾，去廣漢（按：位於四川成都平原東北方）就行了。」

那年春意盎然，我們野蠻生長。去就去。月黑風高夜，我爬上李總的雅哥車，滿腔熱血的向廣漢出發。

那時成都到廣漢的高速公路還沒有開通，李總貌似輕車熟路的抄近道，到了一處三岔路口，迷路了。李總指著不遠處村裡昏黃的燈光，對我說：「找村民問問路。」我一顛一簸的向村頭走去。剛到村頭的竹林，突然蹦出一條大黃狗，對著我嬌嫩的屁股就是一口，哎喲媽呀，痛死老子了。原來那些江湖傳聞是真的，咬人的狗不叫，叫的狗不咬人。我氣喘吁吁的跑回車旁，對著李總一陣聲淚俱下：「回成都，打狂犬疫苗。」

後來你去了廣漢沒有呢？沒去。

傷口痊癒後痛定思痛，一個人也得活得像個團隊，對著自己的心靈招兵買馬。只好嘗試第二種方法：龜頭塗抹麻醉劑。

那時沒有現成的利多卡因、丁卡因等（按：皆為局部麻醉藥），我用五毫升利多卡因注射劑加五毫升液狀石蠟調製，攪拌均勻即可，性交前十五分鐘塗抹少許在龜頭及冠狀溝。

嘖嘖嘖，妙不可言的妙，我的時間延長了。李總卻找我興師問罪：「你配的錘子（按：四川話，指男性生殖器，一般為貶義、罵人之詞）藥啊，時間倒是延長了，我和婆娘完全沒有快感。」他的使用方法有誤，將整個龜頭完全放在自製的麻醉劑裡浸泡，過多的麻醉劑成分被龜頭及陰道黏膜吸收，導致龜頭及陰道感覺麻木，有快感才怪。

慢慢的，隨著與伴侶的**性行為溝通、適度使用黏膜麻醉劑**，我與李總的早洩都治好了。

2 她說快，就算快？咋辦？

舍曲林、必利勁、倍洛加，皆能延緩男性在性生活中的高潮時間。

科學的日新月異，使早洩有了更多的治療方法，國際性醫學學會（ＩＳＳＭ）也在不斷修訂《早洩診療指南》，二〇一四版對早洩的定義如下：

・原發性早洩指的是從初次性交開始，射精往往或總是在插入陰道**一分鐘左右**發生；繼發性早洩指的是射精潛伏時間短，**通常少於三分鐘**。
・總是或幾乎總是不能延遲射精。
・消極的身心影響。

翻譯成大白話更簡單：所謂的原發性早洩，從初次性交開始就出現早洩。繼發性早洩呢？曾經有過一段正常的射精潛伏時間，然後再出現的早洩。

早洩的定義一直在醫學界存在爭議，因為性行為是男女雙方的事，需要考慮女性感受，倘若女性需要達到性高潮的時間較長，十分鐘的射精潛伏時間，在特定的情侶或者夫妻之間也可以稱為早洩。

老實說，循規蹈矩的遵循指南不如沒有指南，針對不同疾病，醫生需要明察秋毫，需要目光如炬，需要順藤摸瓜，合理採取綜合性治療措施，何況在男性的疾病史上，早洩是唯一要考慮女人感受的功能障礙。

不管是原發性早洩還是繼發性早洩，治療方法都大同小異。

我二十年如一日對早洩進行鍥而不捨的研究，積累了更多的經驗，對不同的早洩病人，也採取不同的治療手段。在藥物匱乏時代，經歷了很多啼笑皆非的事。

在門診治療早洩病人，除了自製利多卡因，還想到了酒精的麻醉作用。不過，對一般病人不能使用酒精麻醉的方法，我有最簡單的處事原則：對病人，不教唆、不貶低、多鼓勵。不相信「出淤泥而不染」，離淤泥遠遠的。對朋友，盡量雪中送炭、錦上添花。接受我酒精麻醉法治療的清一色是我的朋友們。

酒精對人體的藥理作用大致分為四期：朦朧期、興奮期、麻醉期和呼吸麻痺期。在前兩期內，酒精對中樞神經系統和性神經都起興奮作用，**少量飲酒**確實有助於消除焦慮和解除身體的疲勞，起到助興和激發性慾的作用。

如果飲酒量大或者量不大但對酒的耐受性過小，身體很快進入麻醉期，對中樞神經系統和性神經都會產生抑制作用。不僅不能激發情慾，還會導致性慾減退，妨礙性衝動的傳遞，甚至造成勃起功能障礙，就不划算了。

那麼答案就出來了，微醺最好。

保持微醺狀態（朦朧期），對部分男性而言，確實可以降低龜頭敏感度，延長射精潛伏時間，增加戰鬥力；而對另一部分男性，反而可能加重早洩。

微醺狀態下的女性呢？似乎曼妙無比。

不過，性愛涉及的因素太多了，酒精並不總是靈丹妙藥。

酒後性愛的副作用：

- 動作太大造成繫帶撕裂、陰莖海綿體斷裂；女方疼痛，後穹窿損傷。
- 容易傷風感冒。
- 容易意外懷孕。
- 長此以往，誘發男性勃起功能障礙和女性性冷淡。

兩害相權取其輕，對酒精麻醉法治療早洩，我毫不猶豫的選擇放棄。

在藥品的研發史上，總有一些陰錯陽差的好事發生。一九八五年，輝瑞公司研究出第一個治療強迫症的抗抑鬱藥舍曲林（按：Sertraline，臺灣稱為施特瓦林），一九九四年在美國上市，在對強迫症病人的回訪調查中，發現舍曲林有延長射精潛伏時間的作用。

二〇〇四年，舍曲林在中國上市。

舍曲林屬於選擇性5－羥色胺再吸收抑制劑（按：SSRI，是常用的抗抑鬱藥），美國強生公司比美國輝瑞公司捷足先登，進一步研究選擇性5－羥色胺再吸收抑制劑治療早洩的機理。以前大都認為早洩主要由於龜頭敏感度太高、心理因素造成，但拜耳公司的研究小組得出了一個結論，5－羥色胺是射精過程中的關鍵神經遞質，下丘腦、腦幹和脊椎存在多種5－羥色胺受體，中樞神經系統的5－羥色胺，在男性性行為的神經控制中起到抑制作用，也就是說5－羥色胺水準升高可延遲射精。

於是，一代治療早洩的神藥必利勁（按：Priligy，達泊西汀）研發成功，並於二〇一三年十二月在中國上市，迄今為止，必利勁是歐洲國家與中國CFDA批准的唯一針對早洩的治療藥物。

二〇一三年，杜蕾斯公司生產的持久裝避孕套上市，該產品末端添加了含有苯佐卡因（Benzocaine）的延緩劑，可延緩男性在性生活中達到高潮的時間。

後來，還有人成功研發出延時型噴霧劑，使早洩的治療方法變得更加豐富，尤其是日本產的倍洛加（按：Beloj，臺灣目前尚未進口）延時型噴霧劑，號稱純天然製作，成分不詳，是全球銷量第一的延時型噴霧劑。

倍洛加延時型噴霧劑，最早用於避免日本男優在拍攝島國電影過程中發生早洩，效果非常好，一九九七年底在歐美國家上市並逐漸走向全球，可惜在中國沒有上市（但有官網）。

就這樣，早洩的治療手段豐富多彩了起來。

3 男人的問題藥解決，不藥也可解決

無論何種方法，性行為療法是關鍵，
其他治療方式當輔助，可以達到最佳效果。

治療早洩，講究個體化、經驗化治療，並非單一的使用某種方法就可以獲得治癒。很遺憾，在我診治的早洩病人中，澈底治癒的早洩病人並不多，大部分只是改善症狀。

早洩有個特點，隨著年齡增加、性經驗的積累，會改善早洩問題。早洩是詩，持久是散文，其實，從詩晉級為散文何嘗不是一個美妙的過程呢？

早洩適宜採用性行為療法、口服藥物、延時型噴霧劑、延時型避孕套、心理誘導治療等的組合療法，簡稱早洩的雞尾酒療法。

最簡單的性行為療法：

- 三指法：快射精時抽出龜頭，三指捏壓龜頭至有痛感為止，再進入，循環往復。
- 性交體位最好採用女上男下位，女方身體向後仰，使陰莖處於一種相對憋屈的位置，女方動靜結合，反覆暫停，以提高龜頭感覺閾值。

最簡單的藥物治療則是：

・利多卡因或丁卡因，在性交前十五分鐘塗抹少許於龜頭和冠狀溝，可以有效降低龜頭敏感度。此法價廉物美，具有超高性價比。利多卡因或丁卡因屬於黏膜麻醉劑，必須去醫院買。

・舍曲林本來是抗抑鬱藥，目前是治療早洩的第二號藥物，但副作用也顯而易見，譬如噁心、腹瀉、勃起功能障礙、性慾減退、嗜睡、頭痛、眩暈、口乾、失眠等，不同個體表現出很大的差異，有人幾乎沒有副作用，有人服用一次就天旋地轉。

用法：每日一次口服給藥，劑量為五十毫克，推薦晚飯後口服。

舍曲林可以長期服用，也唯有長期服用才有治療早洩的效果。多數病人停用舍曲林之後會出現反彈症狀。

記住：舍曲林是處方藥，美國輝瑞公司生產的舍曲林的商品名叫左洛復，不是我嫌棄國產舍曲林，但是，美國的左洛復確實效果更好。

・必利勁是治療早洩的頭號藥物，必利勁常能立竿見影，當天就可以起效，性交前一至三小時口服。但是大規模的臨床研究表明，必利勁只對七〇％至八〇％的早洩病人有效，能夠延長射精潛伏時間二至四倍。

用法：性交前一至三小時，口服必利勁三十毫克。

必利勁可以長期服用，多數病人停用必利勁之後會出現反彈症狀。

・倍洛加一代產品，每盒一支五毫升，一次使用約為〇．一毫升（一滴），一支根據各人個體差別可使用二十至五十次。

倍洛加二代產品，每盒一支十毫升，一次使用約為〇．一毫升（一滴），根據各人個體差異一支可使用五十至一百次。

使用方法：外用，按壓，一次約〇．一毫升，將液體噴於手掌中心，然後再用手掌搓揉龜頭和冠狀溝部位，把液體主要塗抹在龜頭和冠狀溝部位，陰莖體也可以適當塗抹，用手輕揉均勻，促進吸收，十五至二十分鐘起效，效力可持續一小時左右。

特別提醒：由於個體差異，效果欠佳可以加大劑量，噴塗二至三次（將陰莖抽出體外重新噴塗），性交時講究由慢到快的節奏。

倍洛加二代增強型（十毫升）除了在分量上是一代（五毫升）的兩倍外，在效果方面比倍洛加一代產品略有加強，另外它的配方裡還加入了適當刺激女性性快感的成分，所以二代更實用、更划算。

- 性交時使用杜蕾斯持久裝避孕套，可以有效延長射精潛伏時間。
- 心理誘導，性交時想一些不開心的事情，譬如手機丟了、失業了……。

以上的各種方法中，**性行為療法是重中之重**，輔以其他治療方法中的一種，構成不同的組合，變換著使用，可以達到最佳的治療效果。

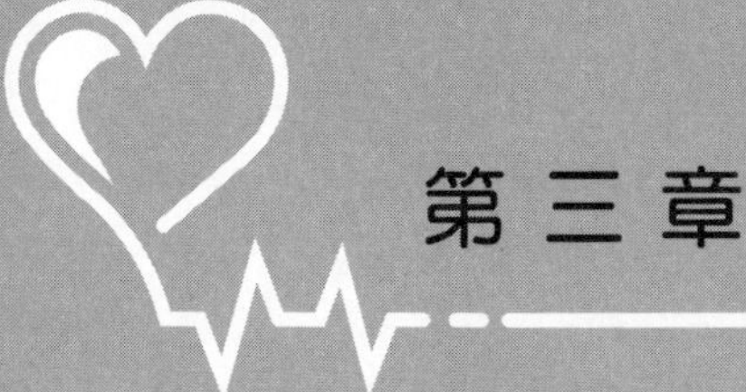

第三章

包皮，
割吧！不割？

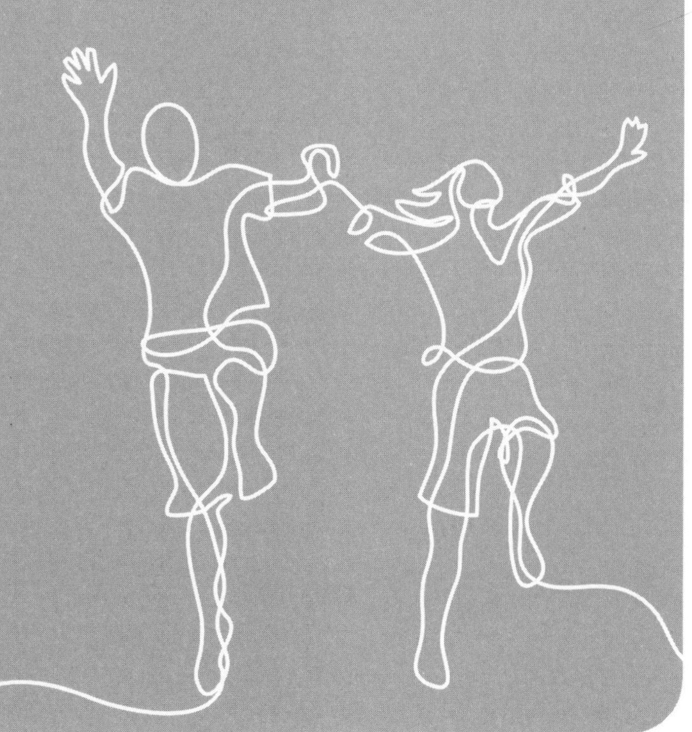

1 包皮環切：兒命青絲懸

髮質優異的女性長髮，
是包皮環切術最好的縫合線。

成為泌尿外科醫生的第一步，是學會做包皮環切術。

這是一個貌似簡單的手術，卻處處蘊含智慧。

我玩微博以來，發現微博設計了一個奇怪的功能：你可以收到未關注人的私信，估計是為了避免博主錯過粉絲們的噓寒問暖。於是問題出來了，我發現關注的人沒有幾個主動私信我，未關注的人倒是私信得勤快，問診的目不暇接，全是包皮、包皮、包皮……。

包皮手術小歸小，說起來不得了，誰家沒有男人啊，是男人都有那玩意。而一項研究表明，中國人民最關注的手術，包皮環切術緊跟在剖腹產手術之後，榮登第二。

作為微博最有影響力的醫療大V之一，我必須科普一次包皮環切術。

大學剛畢業不久，我就開始環切包皮了，我沒指望有上級醫生教，只能自己偷師學藝，然後拿出手術學圖譜按圖索驥。手術學言簡意賅，背側切開包皮環切術。印象中第一次為一名中學生做環切包皮手術，耗費了我一個小時，因為我切除的包皮鋸齒狀不均勻，我不停修剪，最終累得滿頭大汗完成了手術，還是像根狼牙棒。我在心裡默默祈禱：「不要怪我啊，大弟弟與小弟弟，車到山前必有路，有路我沒剎得住。」

反正無傷大雅，狼牙棒使用起來也挺順溜的，我並沒有把包皮環切術放到心裡去。直到有一天與四川省著名的小兒泌尿外科教授陳紹基，同台做一例尿道下裂手術，他把複雜的皮瓣翻轉好了，囑咐我縫合。陳教授一邊看我縫合一邊罵我：「間距與皮膚對合都有問題，你得在門診多做包皮環切術訓練手藝。」

之後我開始潛心研究包皮環切術，慢慢有了一些心得。

意外的在一本外科雜誌上看到，人的頭髮偶爾會被整形外科醫生用於皮瓣的縫合，我琢磨了幾天，認為頭髮可以用來做包皮環切術的縫合線。更欣喜的是，醫院有兩位前輩曾經有過用頭髮縫合包皮切口的經歷，只是後來嫌找合適的頭髮麻煩，同時擔心頭髮的張力不足以對抗陰莖勃起，如果頭髮斷裂導致傷口裂開，那就弄巧成拙了。

我決定試試。

選擇的第一例病人是六歲的男孩，可是找誰去要頭髮呢？

急診科有一名護士，身材高挑，五官亮麗，與我同年分配到醫院，一直在急診科上班。她從不化妝，有一頭及腰的烏黑秀髮，下班後解開盤曲的頭髮，風吹過，漂亮極了。有時她從我的身邊走過，我會對著她的背影發呆，眼睛忽然在一朵雲中、一汪水裡、一瓣花上或一線光裡，輕輕一閃，像歸燕的翅，只需一閃，我便感到無限的春光。我想她是很有自信的，當女人髮質的優越性在不加修飾的情況下依然耀眼，比那些「清湯掛麵」的頭髮，就多了幾分天然的質樸和秀美。

我喜歡她，她喜歡我嗎？我不知道，但我需要她的頭髮，毋庸置疑。

有天我終於鼓足勇氣，把她叫到急診科門外的僻靜之處，有些語無倫次道：「扯兩根妳的頭髮送我，好嗎？」

她一臉嬌羞：「你要頭髮做啥呀？」

頭髮是女人柔情萬種的性感工具，當女人的髮梢滑落，絲絲掃過男人的肌膚時，有多少根頭髮便會傳遞多少根柔情蜜意。男人直接要女人的頭髮，效果與示愛是一樣的。

為了掩飾心虛，我尷尬的東拉西扯：「學地雷戰的土八路，研究髮絲地雷的做法。」

她嫣然一笑：「不說明具體用途，我不給你。」

我只有撒謊了：「用妳的頭髮做書籤。」

她摘下護士帽，精挑細選了兩根頭髮扯下，遞到我的手裡。

這就是我要的頭髮，髮尾不分叉，頭髮的光澤度、厚度、韌性、柔軟度恰到好處。頭髮的消毒非常簡單，在酒精裡浸泡兩個小時，接下來進行的手術，縫合時打結的動作需要十分小心和細膩。

與我預想的一樣，十天後頭髮從男孩的包皮環切傷口縫合處脫落了，省略拆線步驟。

後來我頻頻使用頭髮來做縫合線。頭髮是角蛋白，十天後因為缺血和排斥反應，頭髮會在傷口縫合處斷裂，起初的十幾例用於小兒，後來嘗試用於成年男性，均取得不錯的效果。

做了三十多例，護士妹妹終於知道我要她頭髮的原因了。記得那是一個秋天的下午，我戴著索尼隨身聽，一邊走一邊哼唱陳淑樺的〈夢醒時分〉，背後突然被人猛然一擊，回過頭去，是怒氣衝衝的她：「你真不是個東西。」

我在腦海裡努力搜尋詞彙準備解釋，護士妹妹已經跑得不見蹤影，隨身聽裡的歌詞也太應景了：「有些人你現在不必問，有些人你現在不必等。」

著名作家劉原在《南都週刊》發表評論：「網上有一個泌尿外科醫生，他常向一個長髮護士要頭髮，護士總是羞答答的剪給他。後來他向同事介紹說，在包皮環切術中使用頭髮做縫合線可以在十天後自然斷裂，避免拆線，最好不過。後來護士知道了自己的無數青絲竟是給無數龜頭殉葬，目光一凜，此生再也不理這個焚琴煮鶴的『王八蛋』。」

我真的是王八蛋嗎？

之後的一年多，我還是堅持用頭髮做包皮環切術的縫合線，頭髮來源是門診的那些女病人或者病人的女家屬。我穿著白大褂在人頭攢動的門診大樓閒晃，遇到中意的頭髮了，便走上前去死皮賴臉的搭訕，但不敢聲明是包皮環切術專用，辯稱一些精細的手術需要頭髮做縫合線，她們大都慷慨拔髮。印象中有兩名千嬌百媚的女子，估計把我當色狼了，怒不可遏的罵我：「神經病！」

那是二十世紀一九九〇年代中期，我用頭髮做縫合線做了近四百例包皮環切術，沒有一例出現傷口感染和傷口裂開，稍微有些遺憾的是，小部分病人術後頭髮縫合線沒有順利脫落，最後還是需要拆線。

迄今我依然認為，**髮質優異的女性長髮，是包皮環切術最好的縫合線**。

2 手術小歸小，做起來不得了

接受包皮環切術的男性，
比未接受者的ＨＩＶ（人類免疫缺陷病毒）感染率至少降低五一％。

縫合線算是陰錯陽差的美妙發現，手術技巧到底怎麼樣呢？

我對傳統手術進行了一些改良，做出來的包皮越來越漂亮了，本院一名神經外科醫生，特意指定我為他畢業沒多久的兒子做包皮環切術，我覺得好詫異，嫡系部隊不是找泌尿外科主任親力親為嗎？幹嘛找名不見經傳的小醫生呢？他說：「你少給老子裝，沒人做得比你更好了。」換藥室的護士姐姐也告訴我，來門診換藥的包皮環切術術後病人，拆開紗布，傷口最整齊的絕對是我的作品。從那時開始，我包攬了嫡系部隊的所有包皮環切術，大家送給我一個非常二百五的稱呼：「包皮小王子」。那麼，包皮環切術究竟是怎麼一回事呢？

據說人類大規模的環切包皮始於二戰時期，當時巴頓將軍的麾下將士經常因為包皮炎和包皮潰爛而導致減員或喪失戰鬥力，巴頓將軍望著前方的重巒疊嶂，憤然決定團割包皮，不再叉開雙腿捂著褲襠的將士們更加驍勇善戰，一定程度上改變了二戰格局。

如今，包皮環切術成為世界上做得最多、最常見的男性手術，目前美國有許多區域性的規範化包皮環切中心，與中國部分男科醫院天花亂墜的虛假廣告宣傳形成鮮明對比。

追溯包皮環切術的歷史，還是挺有趣的。除去宗教信仰和民族習慣（基督徒似乎已經廢除了為男嬰環切包皮的習俗），環切包皮的主要目的在於**預防性傳播疾病和陰莖癌**，有一段時間，美國醫生比較教條主義，喜歡對男嬰施行包皮環切術，二十世紀一九七〇年代達到高峰，當時超過八〇%的男嬰環切包皮，之後的比例逐漸走低，二十一世紀初，美國男嬰做包皮環切術的比例大概是六〇%。

二〇〇八年是一個分水嶺，美國國家衛生研究院終止了兩項包皮環切術的臨床試驗，因為結果已經確鑿表明：包皮環切術可以有效預防愛滋病，接受包皮環切術的男性比未接受者ＨＩＶ感染率至少降低了五一%，相關論文發表在《柳葉刀》雜誌上，這一發現稱為開創了愛滋病防治的新時代。

美國疾病控制與預防中心（Centers for Disease Control and Prevention，簡稱ＣＤＣ）開始向男性和男嬰家長宣講包皮環切術的好處，男嬰包皮環切術的比例又開始逐年增加，到了二〇一二年，美國兒科協會（American Association of Pediatrics，簡稱ＡＡＰ）的態度從以前的不明朗變得堅決，建議：兒童（包括男嬰）的包皮環切術的收益大於風險，並把包皮環切術**納入社保範圍**。這就是在美國所有男嬰被推薦做包皮環切術的原因。

3 如果「滾動感」的暢快要被剝奪，還切嗎？

患有頑固性早洩的男性用盡各種方法，病情始終得不到緩解時，可以嘗試做包皮環切術，反正利大於弊。

幾乎所有的男嬰都會有包皮過長和包莖的問題，我自己根據經驗認為：

- 新生兒期及幼兒期的小兒（零至三歲）包皮過長及包莖，無須處理，觀察即可。
- 五歲以上的小兒包莖，必須手術。
- 包皮過長，能夠外翻至冠狀溝、沒有沾黏或少許沾黏的小兒，不需要手術。
- 包皮過長、沾黏嚴重、包皮勉強能外翻露出尿道口，是包皮環切術的手術適應症。
- 成年男性，反覆發生包皮炎、龜頭炎，建議手術。

小兒包皮環切術的年齡，個人認為五至七歲最佳，因為此時小兒懂事，能夠配合局部麻醉。最大的好處是，待過了青春期的蓬勃發育時期，發育成熟的陰莖幾乎看不出內外板的色素差異及手術痕跡。

每到寒暑假，門診有許多包皮過長的小兒，被父母帶來醫院諮詢或預約包皮環切手術。年齡小於五歲的，勸退，不做特殊處理；大於五歲的，根據小兒的具體情況給出治療意見，或等待觀察，或安排手術。

有許多家長，因為小兒包皮下的白色疙瘩來醫院就診。**白色疙瘩是俗稱的包皮垢，出於包皮過長及包莖的原因**，小兒排尿時，尿液也滲入包皮與冠狀溝沾黏之間的一些小空隙，與包皮內板的皮脂腺發生化學反應，變成了包皮垢。長期積存的包皮垢逐漸變成堅硬的塊狀，讓家長誤認為是長瘤。

新生兒期及幼兒期的小兒（零至三歲），這種情況無須處理，待他們五歲以後再來醫院由醫生決定治療方式。

包皮過長，可以外翻到接近冠狀溝的小兒，用手法分離沾黏可以獲得良好的效果，剝離的時機可選擇在小兒五歲以後，能夠在家長及醫生的引導之下接受治療。

有天我去朋友家裡玩，朋友的兒子恰好屬於這種類型，我指著小堆白色包皮垢對他說：「這是蟲蟲呀，不弄出來會吃掉雞雞的，以後你就像女孩子一樣蹲著尿尿了。」

他同意我用手幫他剝離，真的很痛，就在他要拒絕我繼續進行下去的時候，我突然號啕大哭：「蟲蟲把叔叔的手咬了，痛死我了。」

他趕緊拍著我的背，用極端扭曲的痛苦表情安慰我：「叔叔，我不哭你也別哭啊！」

隨後，我的朋友堅持為他的兒子做包皮上翻及清洗，每天上翻是為了避免包皮與冠狀溝重新沾黏，**清洗用清水就可以了，千萬不要用肥皂及沐浴露**，鹼性的肥皂及沐浴露會刺激到包皮內板的皮脂腺，導致重新沉積包皮垢。

最近幾年，包皮上翻及清洗越來越受到泌尿外科和小兒外科醫生的詬病，每天外翻包皮及清洗是一個艱難的任務，翻轉手法及清洗方法不當反而會造成小兒疼痛，產生抗拒心理，所以越來越多的醫生反對家長對小兒包皮強行上翻清洗，如有反覆尿路感染及龜頭炎，行包皮環切術是最有效的治療手段。

美國兒科學會和加拿大兒科學會形成了共識：不提倡強制上翻小兒包皮進行清洗，因為會引起疼痛、撕裂、出血，甚至導致疤痕沾黏、包莖。

這個觀念需要在小兒家長中進一步普及。

包莖、包皮過長、沾黏嚴重、包皮勉強能夠外翻露出尿道口，是包皮環切術的手術適應症，手術可以達到徹底清除包皮垢及外露龜頭的目的。

業界公認的手術方法有四種：

・背側切開包皮環切術。

- 袖套式包皮環切術。
- 包皮環套術。
- 包皮吻合器。

包皮環套術和包皮吻合器是目前最風靡的術式，簡單、省時、省力，各地的醫生按照自己喜歡和熟悉的方式進行包皮環切術即可。有一個誤區需要糾正。不行包皮環切術會影響小兒的發育嗎？答案是：不會，絕對不會。

醫院後勤處的張胖子找我預約他兒子的包皮環切手術，儘管我對做包皮環切術已經深惡痛絕，還是一口應承下來了。

中午加班，張胖子把他兒子帶到了門診手術室，讓我心裡有些不爽的是，老張把他弟弟的兒子也帶來了，我倒抽一口涼氣，兩個孩子，一個九歲，一個七歲，都是小胖子。

胖子小兒與胖子成人的共同點是：跑步時腹部的抖動幅度明顯超過丁丁。胖子小兒行包皮環切時，常因恥骨前脂肪堆積而增加手術難度；胖子成人則因那一層渾圓的肚皮相隔，再也見不到曾經笑傲江湖的雞雞。

我與張胖子打哈哈：「你太可憐了，胖得只剩肉了，再不減肥，以後坐下都成問題，必須要兩條板凳，一條擱屁股，一條擱肚皮。」

泌尿外科醫生都不喜歡給胖子小兒做包皮環切術。

先做張胖子的兒子，九歲，五千六百克，陰莖完全被恥骨前的脂肪埋進去了。這熊孩子，一堆肥肉，還膽小如鼠，估計經常在醫院玩的緣故，懂不少醫學專用名詞。

「叔叔，為什麼沒有如無痛人流一樣的無痛切包皮啊？」我耐心解釋：「那得全麻，全麻會影響你的記憶力，你以後要變成瓜娃子，何況你爸爸要多花一千人民幣，划不來，這樣吧，你接受局麻手術，節約下來的一千人民幣歸你。」

我對著張胖子使眼色，張胖子心領神會：「那是肯定的，乖兒子！」

對實在不願意接受局麻的小兒，手術前可採用丙泊酚靜脈滴注（按：為短效靜脈注射麻醉藥）做全身麻醉，缺點是增加了手術成本，需要麻醉師給藥及進行心電監護、呼吸監測丙泊酚靜脈滴注後，迅速分布於全身，四十秒鐘內小兒進入睡眠狀態。我喜歡稱丙泊酚為「幸福牛奶」，因為它是狀如牛奶一般的白色液體，小兒在完全無痛的情況下接受手術，手術醫師應該迅速完成手術，以防止過多的丙泊酚進入體內產生副作用，但不會影響術後小兒的記憶力及智力。包皮環切手術前醫生一般會與家長聯合欺騙小兒，最常用的藉口是：

- 雞雞裡有蟲蟲，不逮蟲蟲出來會吃掉你雞雞的。
- 不把包皮切掉，雞雞是長不大的，以後你就娶不到媳婦了。

・全麻以後你會變成傻瓜，何況局麻也不痛，就像螞蟻咬了你一下。

手術真是艱難，得一邊用手指牽拉出陰莖，一邊用手掌下壓住脂肪，汗流浹背的做到一半，張小胖打死也不要我繼續進行。他說他爸爸是騙子，譬如說去香港迪士尼，都三年了，還沒有兌現對他的承諾。於是我趕緊叫手術室外的張胖子送了一千人民幣進來，張小胖看著那一張鈔票，流下了幸福而痛苦的熱淚。

過於肥胖的小兒，泌尿外科醫生常常拒絕為他們做包皮環切術，或者乾脆安排他們入院手術，不少泌尿外科醫生喜歡切除恥骨前多餘的脂肪，將陰莖與陰囊交界處的皮膚用縫線固定在淺筋膜表面，這樣術後才能恢復正常的外觀。

我不喜歡這樣做，依然按照我的手術方式進行，儘管效果很難看，會陰部只有個類似肚臍的眼，費勁扒開，才是胖小兒的雞雞，不過放心好了，發育成熟時，丁丁會鑽出來的。

這是我手術時間最長的包皮環切之一，一般的小兒，十五分鐘搞定，張小胖耗費了我四十五分鐘。

接著做第二個，張胖子七歲的侄兒，躺上手術臺，我拚命掏出他的陰莖。包莖、陰莖皮膚背側短、腹側長，切開後肯定也是內板多、外板少，診斷為隱匿型陰莖，得入院行隱匿陰莖矯正術。

一聽說住院，張胖子的胖侄兒立即號啕大哭，他以為可以故技重施，學他哥哥一樣敲詐一千人民幣到手。張胖子憂心忡忡的問我：「等他長大點再做，行嗎？」我回答：「不行，雖然不影響發育，但可能影響到以後丁丁的形狀。」

正常陰莖皮下有一層疏鬆而無脂肪的筋膜，叫肉膜，它將兩層包皮隔開，肉膜有很強的彈性，所以陰莖體能夠在皮下自由滑動。隱匿型陰莖在臨床上很常見，發病機制尚不明確，表現為**肉膜短縮、增厚，形成無彈性的纖維索帶，限制了陰莖的伸出**。

做手術那天，張胖子的弟弟及弟媳來了，兩口子很焦慮，不停問我：「能治好嗎？」

我淡然的笑笑：「應該沒有問題。」

其實我想說肯定能痊癒，但目前日趨緊張的醫患關係，造成醫生與家屬術前談話時，會有意誇大治療或手術的風險，來保護自己，對一般的朋友也不例外。越來越多的醫生，把患者及家屬當成了潛在的敵人，當最後的治療效果沒有達到預期的效果時，多數患者及家屬變臉比變天還快。

對於隱匿型陰莖，許多二級醫院（**按：向多個社區提供綜合醫療衛生服務和承擔一定教學、科研任務的地區性醫院**）的醫生也未能充分認識到此病的解剖學變異，當成一般的包莖來施行包皮環切術的不勝枚舉，術後不僅不能恢復陰莖的正常解剖位置，而且容易發生包皮口狹窄及皮膚短縮，給今後的治療增加了困難。

隱匿型陰莖的手術並不複雜，一般採取 GB-Devine 術式（按：為陰莖鬆解術）。手術要點：

- 擴大狹窄的包皮口，延長過短的陰莖皮膚。
- 切除限制陰莖伸長的纖維索帶和增厚的肉膜，牽出隱匿的陰莖海綿體。
- 將陰莖根部皮下固定於白膜，防止陰莖回縮。

關於隱匿型陰莖的手術時間，存在一些爭議，多數泌尿外科醫生認為，手術應該在青春期發育前進行，即十二歲以前。

還有一種比較常見的陰莖發育畸形——蹼狀陰莖，指陰囊的皮膚延伸到了陰莖的腹側（繫帶側）。陰莖發育正常，因為陰囊的皮膚延伸，造成部分陰莖皮膚與陰莖體不附著，這種情況一目了然，家長都可以對自己的寶貝兒子進行檢查。大部分蹼狀陰莖的手術採取橫行切開蹼部皮膚，使陰莖與陰囊分開，並將陰囊固定在陰莖根部，縱形縫合切口。這是一個簡單的物理學原理，橫行切開縱形縫合，陰莖的皮膚自然就拉長了。當然，少數嚴重的蹼狀陰莖，需要做複雜的皮瓣轉移。

包皮環切術後有哪些注意事項呢？

最好休息一至兩天，少活動，避免出血，酌情使用抗生素及止痛藥。在中國，包皮被列為I類手術（無菌手術），按照史上最嚴格的抗生素合理使用原則，醫生在術後開具抗生素的處方是違規的，這實在有些矯枉過正，許多醫生無奈之下，只能在包皮過長的診斷上加上一個虛假的合併包皮炎。飲食上，不吃燥辣食物、不喝酒。

所以，不要小看小小的包皮手術，小手術蘊含大智慧，尤其是陰莖看起來很小或者陰莖埋藏進脂肪內的患兒，最好到三甲醫院（按：依照中國現行「三級六等」的醫療機構劃分等級中的最高級別）找臨床經驗豐富的醫生看病。

成年男性是否需要做包皮環切術？答案是肯定的，反覆發作的包皮炎、龜頭炎就是要做包皮環切術的適應症。但是，必須告訴大家幾個事實。

在人類的祖先茹毛飲血的原始年代，包皮還是很有用處的，後來慢慢穿上了褲子，包皮對龜頭的保護作用就不那麼重要了。

包皮還有其他的好處，主要有兩點：

- 根據美國的一項調查，多數女性喜歡天然和野生狀態的丁丁。
- 在性生活或自慰時，包皮內外板的皮膚處於滑動狀態，有著令人舒服的滾動。

成年男性盲目進行包皮環切術，可能導致滾動感的消失。有相當一段時間，泌尿外科醫生認為：男性龜頭長期被包皮包裹，極少與內褲摩擦，所以表層細嫩。啪啪啪時，龜頭在女性陰道裡充分暴露，對摩擦、溫度變化極其敏感，是導致早洩的原因之一。

所以十多年前，很多醫院把包皮環切術作為治療早洩的手段之一。

後來發現效果並非那麼理想，約翰・霍普金斯大學 Ronald Gray 的研究小組，比較由超過兩千名男性構成的兩個組，所做的雙盲對照試驗結果：一組的男性在兩年研究期的開始做了環切手術，另外一組中的男性一直不做手術。當男人們被問及性慾、功能和滿意度時，研究者發現並無明顯差異。

國內的一些醫院針對包皮環切術治療早洩的作用，也進行了臨床研究，很遺憾，結果讓人灰心喪氣，在嚴格的統計學分析中，包皮環切術治療早洩得不到漂亮資料的支援。

有沒有包皮環切術後早洩症狀得到明顯好轉的呢？有！這個比例還不低，占到了一五％至二〇％。（只是與安慰組做對照，沒有明顯的統計學差異）。

所以，當患有頑固性早洩的男性用盡各種方法，病情始終得不到緩解時，可以嘗試做包皮環切術，反正利大於弊。

4 低價誘人，小手術小心變成大錢坑

起初做的都是小手術，中途突然要改變方式，
譬如微雕繡式包皮環切術，手術方式真的改變了嗎？沒有。

因為兒保醫生和家長們認識上的誤區，每到暑假或寒假，各大醫院泌尿外科門診人滿為患，而其中的三分之一，是家長們帶著他們的寶貝兒子來做包皮環切術。

在家長心目中，只要能夠得到最好的手術效果，不求最好，只求最貴。

每個省、市對包皮環切術的定價不一樣，價格出入很大。以我所在的成都市為例，背側切開包皮環切術和袖套式包皮環切術的價格是一千人民幣左右，因為使用的可吸收縫合線的價格差異很大，從幾塊人民幣到幾百人民幣不等，所以最後的花費也有明顯差異。包皮環套術更貴一些，價格基本超過兩千人民幣了。而包皮吻合器最貴，我見過最貴的包皮吻合器，不包括手術費用，器械就超過三千人民幣了。

我對大家的建議：去一家公立三甲醫院的泌尿外科，找一位四十歲左右的中年泌尿外科專家做包皮環切術，不要太拘泥價格，醫生會根據他的喜好選擇手術方式，價格在兩千人民

幣左右（按：臺灣健保有給付，若無發炎需自費三至五千元，私人醫院有收費兩萬者）。

民營男科醫院太多漏洞，不要去。

列舉二〇一七年最轟動的兩個手術中要求患者加價的案例。

二〇一七年七月二十九日，長春市民馬明（化名），向吉林省最有影響力的報紙《新文化報》的記者講述自己的經歷。他的朋友介紹他到長春市的某醫院做包皮手術，醫院一開始收取六百一十塊人民幣手術費，術中臨時加價，最後一共交了一萬多人民幣的手術費。

二〇一七年十二月十日，文山市民王先生向媒體反映，文山某醫院在對其進行男科手術時，中途突然停止治療，要求其繳納近一萬八千人民幣手術費和治療費，才能繼續手術。

兩則術中要求病人加價的消息經過媒體報導後，醫院停業整頓，相關醫生受到處理，至於處理的最後結果，就語焉不詳了。

以「手術加價」作為關鍵字在百度搜索，有一百九十四萬條搜索結果，讓人觸目驚心。

手術中途要求病人加價的例子幾乎都具有以下特點：

- 發生在不良醫院的居多。
- 低價誘人，術中加價。起初做的都是小手術，譬如包皮環切術，手術中途突然要改變手術方式，譬如微雕繡式包皮環切術、歐式包皮美容術，手術方式真的改變了嗎？沒有，醫生會向你展示一種看起來很高檔的儀器，說通過儀器輔助，術後效果更漂亮。

・術中謊稱突然發現了新情況，需要做前列腺囊腫切除、背神經阻斷術等。

・面對血肉模糊的傷口，多數病人被迫同意，在增加的手術項目中簽字。

沒有帶夠手術費沒關係，手術後抵押身分證即可，有的男科醫院有一整套追討的辦法。

對於小兒包皮環切術，我都採用傳統方法，不用換藥，甚至不需要再來醫院複查。對大多數的小兒包皮環切術，我喜歡用電刀離斷包皮繫帶，而手術時離斷繫帶可以避免術後出現有礙觀瞻的贅肉。醫學教科書中關於包皮繫帶不能離斷的說法是錯誤的，繫帶有陰莖背神經的細小分支經過，一定程度上說，離斷了繫帶的丁丁不僅不會影響勃起功能，反而對預防以後的早洩有一定效果。

小兒包皮環切術後的恢復時間，與包皮內板和龜頭的沾黏程度有關。手術過程中，醫生要剝離包皮內板與冠狀溝、龜頭的沾黏，癒合過程與燒傷的癒合過程差不多，都有類似膿液一樣的滲出、結痂和脫痂過程。許多家長誤以為是感染，各種憂心如焚，其實這些是正常現象，沾黏越嚴重，恢復時間越長，家長們不需要特殊處理，待痂殼脫落，漂亮的雞雞就新鮮出爐了。

小兒的包皮環切術，術後疼痛一般都可以耐受，不需要服用止痛藥。

5 環切DIY，淘寶上的黑色幽默

無論何種方法，都需要醫生對丁丁的外觀進行評估，然後由醫生採取擅長的方式施行手術，所以請遠離淘寶上的包皮環切器。

前年八月的一個下午，急診外科通知我去會診，二十一歲大學生，在宿舍自己為自己做了包皮環切手術，出現大出血，被兩名同學緊急送醫院就診。

對我來說，這堪稱駭人聽聞。

送病人去門診手術室，拆除包皮環，電刀止血，重新縫合並進行加壓包紮，十分鐘完成他的第二次手術。

追問病人，他在淘寶上買了包皮環切器，自己按照說明書按部就班的進行手術，有撕心裂肺的痛，但堅持下來了。我是不是落伍了，居然不知道包皮環切器的存在，更沒有進淘寶逛過。

萬事不求人，肯定不是人。

原來在淘寶上，也有這麼多商機。尤其讓我瞠目結舌的是，居然有那麼多人以雞試器。

為了驗證消息的準確性，我上淘寶以關鍵字「包皮環切」進行搜索，出來了十六．七萬條結果，對此我就一個字：服。我由衷的對先行者們表示敬意。

看包皮環切器的外觀，琳琅滿目，與包皮吻合器的外觀太相似了。

淘寶上的包皮環切器大都是包皮阻復環，屬於情趣用品。不著急，繼續搜，出來了，一次性包皮環切縫合器，價格兩百六十塊人民幣，成交紀錄十八次。但看了幾個論壇的帖子，裡面充滿了對包皮環切器的血淚控訴，最後效果是狼牙棒的，導致丁丁彎曲的，不勝枚舉。

不管哪一種方法，都需要醫生對丁丁的外觀進行評估，然後由醫生採取他擅長的方式施行手術。不同的醫生，做出的包皮也有差異。

環套法，號稱使用了中國商人商建忠先生，在二〇〇二年開始研發的全球專利產品，名為中國商環，擁有獨立的智慧財產權。在浙江某三甲醫院，幾位醫生鍥而不捨的推廣中國商環，每年不定期舉辦環套法的培訓，主要針對非洲人。

在歐美國家，環套法和吻合器並沒有得到廣泛的開展。這樣說吧，中國商環和包皮吻合器是被過分誇大了手術效果的產品，對後遺症幾乎隻字不提。業界尚富爭議的手術方式，卻被不良廠家拿來製造偽劣產品在網上兜售。

包皮吻合器的機理與環套法差不多，具有手術時間更短的優點。無論採用哪一種手術方式，手術醫生必須經過專業訓練。

ＤＩＹ包皮環切，是黑色幽默，是腦袋大、脖子粗，思維笨得像頭豬的傻瓜行為。愛護丁丁，遠離淘寶上的包皮環切器，因為我們只有一根丁丁！

包皮環切術後也有併發症出現，近期併發症，譬如出血、感染；遠期併發症，譬如外觀不佳、切除得太多導致丁丁彎曲。**術後感染和出血的發生比例是一%至三%**，由我主刀完成的包皮環切術，出現感染的病人只有一例，而出現術後出血的，有十幾例。術後感染以每天換藥和應用抗生素進行治療，包皮的自我癒合能力很強，要不了多久就會長好。

術後出血與醫生在手術過程中止血不澈底有關，輕微的出血，一般用棉籤壓迫出血部位十分鐘，即可止血。而大量出血，往往與較大的動脈、靜脈重新開放有關。

為了使術後出血能夠及時得到處理，術後我一般會給病人留下我的工作電話，有個病人的大出血經歷讓我記憶深刻。他十九歲，也是大學生，打電話時我已經飛到上海開會，他急中生智，利用檢查輪胎漏氣的方法，將整個丁丁泡在一盆水裡，迅速找到出血部位，用棉籤壓迫半個小時，成功止血。

如果術後發生大量出血，需要去醫院進行再次止血。

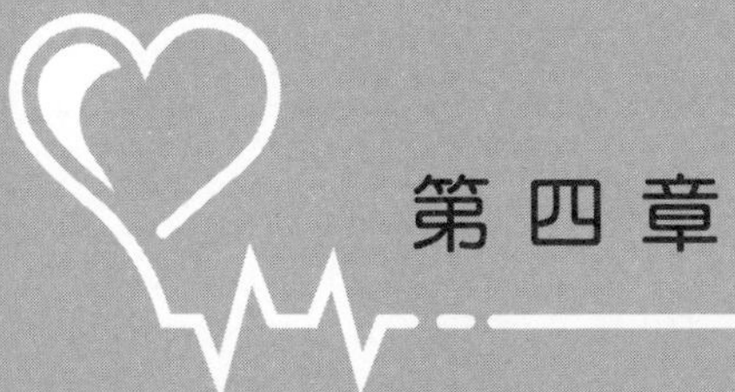

第四章

傳說中的五指姑娘與中指少爺

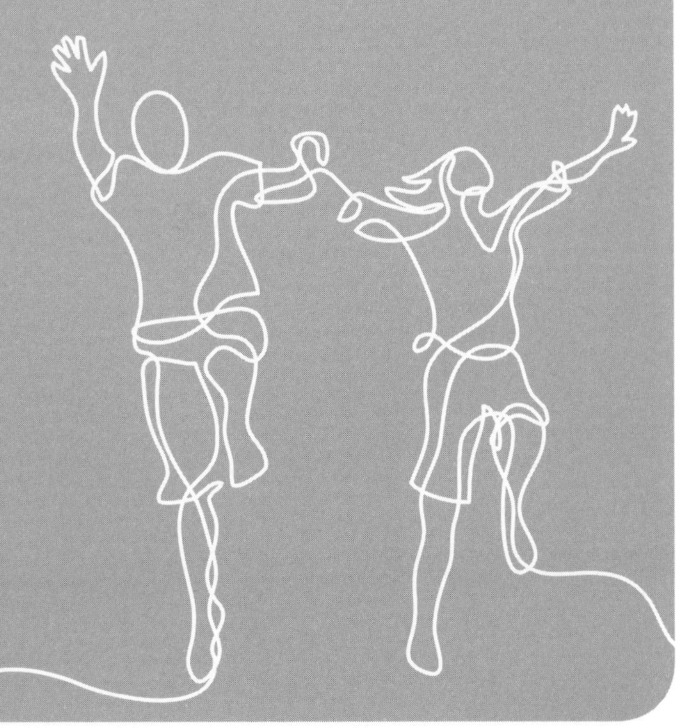

1 請讓你的子彈飛起來吧

精液淤積會導致蛋疼等不適症狀，得學會「打飛機」，每週保持一至三次的頻率。

大概是一九九五年的春天，門診來了一個病人，十七歲，高三的學生。當時我還不具備單獨看門診的資歷，跟著我的老師，四川省泌尿外科開拓者之一，著名教授吳炳泉一起學藝。

病人姓周，看上去很焦慮，吳炳泉教授只問了一句：「什麼地方不舒服？」他就哭起來了，淚水零落，灑落一地悲傷。他的症狀很簡單：尿道口經常出現半透明狀分泌物，伴輕度尿頻和睪丸疼痛，無尿痛。我的腦海裡飛快掠過一種疾病：慢性前列腺炎。

吳炳泉教授仔細詢問他的病史：「有沒有性生活？有沒有『打飛機』？」小周回答：「沒有，一次也沒有。」褪下褲子檢查，小周做過包皮環切術，尿道口無紅腫，睪丸、附睪的觸診都沒有異常發現。

吳炳泉教授為小周開具了尿液分析檢查，二十分鐘，結果出來了，一切正常。

為什麼小周如此悲傷呢？

小周說，他自己去西南書城查閱了相關的醫學書籍，高度懷疑是淋病，而淋病的後遺症之一，造成尿道狹窄、性功能障礙、男性不育，他認為他的這輩子完蛋了。我很能體會小周的心情，他太敏感，敏感到隨時隨地察言觀色小事情、小細節，分分鐘玻璃心碎成渣。

吳炳泉教授開出了處方，而這張處方，讓我石破天驚。

丁丁是麥克風，蛋蛋是兩個小音響，得讓它們動起來。小周問：「怎麼動？」吳炳泉教授回答：「**精液淤積會導致蛋疼等不適症狀**，蛋蛋得配合丁丁一起引吭高歌。簡單點說，就是**學會『打飛機』，每週保持一至三次的頻率**。」

小周走了，我向吳炳泉教授請教：「精液淤積症，教科書裡沒有這個名詞。」吳炳泉教授用一種無奈的眼光看著我：「作為十七歲的男性，生殖器官已經完全發育成熟，如果精液得不到正常的途徑排泄，會出現前列腺、精囊腺、睪丸、附睪充血，誘發下腹部脹痛、腹股溝區脹痛、睪丸脹痛、尿道口少許分泌物，類似於前列腺炎。」

我似乎明白了，笑著問吳炳泉教授：「是條狗，也該拉出去配種了，是這意思吧？」這是我從吳炳泉教授那裡學到的重要看病技巧：嚴格遵循教科書不如沒有教科書。

半個月之後小周來醫院複診，症狀已經不翼而飛。

2 「飛機」不是你想打就能打好的

手淫活躍的人的前列腺疾病發病率，明顯低於不手淫的人，而且手淫手法的快慢緩急訓練，可以治療早洩。

手淫或自慰，一個略帶貶義的名詞，更通俗的叫法：「打飛機」。流水輕訴紅塵往事，細雨柔卷繾綣舊夢。人生其實是一場遊戲，在慾望浮沉中，把所有煩心的事丟一邊去，只為找到那個最近最近的簡單的自己。

我必須用最直白的方式，科普一下手淫。

三十年來，多數國人經歷了從「手淫可恥」到「手淫有益」的觀念轉變。我在同濟醫科大學（現華中科技大學同濟醫學院）發生的一則故事，很好的詮釋了二十世紀一九八〇年代手淫的尷尬處境，那時的學習環境與現在不可同日而語，男女之間偷偷摸摸的寫點小條子雖然屢見不鮮，但在光天化日之下眉來眼去還是不予允許，何況狗多骨頭少，能夠找到一個女同學來談情說愛極不容易。

男生一枚，實在按捺不住性飢渴，躺在床上手淫，正在如痴如醉的噴射液體時，對面的同學看到了，不得了啊了不得，得讓男生屏棄不良生活習慣，於是趕緊跑到輔導員那裡去告狀。輔導員是退伍軍人，做事風風火火，晚上召集全班同學開會，會上做了專題報告《加強道德品質教育，做建設四個現代化新人》，報告中義正詞嚴的告誡大家：「我們是八〇年代新一輩，青春的熱血應該灑向哪裡？應該灑在祖國的大江南北，你個娃子太不聽話，灑在兩片衛生紙上來攤起！」從此，打飛機的男生患了陽痿，海綿體進入了漫長的不應期。

那時，祖國醫學（中醫）至高無上，容不得半點質疑，民間也大肆宣傳「一滴精液十滴血」的道理。中醫信奉手淫會引發腎精虛虧、腎水枯竭，鼓勵戒除手淫，對手淫者採取禦而不泄、還精補腦的辨證施治。這觀點真害人啊，在一望無垠、綠意盎然的人生草場上，中醫是你忘情奔向高潮途中猝不及防的坑。

越來越多的臨床研究表明，手淫不會導致前列腺炎、前列腺癌、陽痿等疾病，反之，**手淫活躍人群的前列腺疾病發病率明顯低於不手淫人群**，而且手淫手法的快慢緩急訓練可以**治療早洩**。

百度有個戒色吧，裡面常駐一批涉世未深的年輕學生，戒色吧分明就是一個沒有圍牆的牢房，沒人囚禁他們，他們卻囚禁了自己。

美國有一組關於男性手淫的事實：

- 研究發現，九八%的男大學生坦言有手淫行為，平均每月十二次。
- 心情好時，男人對手淫的記憶有偏差，他們記不起上次手淫的時間。
- 手淫有利於改善性愛持久力，因為手淫時可控制和了解自己的身體。
- 手淫中，男人可以在射精前達到性高潮。
- 對有生育困難的男性而言，手淫可以**提高精子品質**。
- 人類並非有手淫行為的唯一物種。一九一一年的斯科特南極考察隊，隊員 G. Murray Levick 發現了企鵝的「自體性行為」（auto-erotic）行為，他對企鵝自慰的描述棒極了：「有時候我們看見這些大鳥，走過一段距離，但並沒有找到合適的雌性，於是硬邦邦的、一動不動的站在地面上，做出交配時的動作，真的就這樣站在地面上射精了。」其實企鵝並非動物自慰界的高手，靈長類動物（譬如猴子、猩猩）才是動物中的自慰王者，因為牠們有手啊。大多數的哺乳動物和爬行類動物都有手淫行為。
- 男性手淫從媽媽肚子裡就開始了，在成長過程中，他們會有意無意的手淫。

結論顯而易見，手淫好處很多。我愛自己，沒有情敵；幸福與否，全靠雙手。

手淫的方法很多，最常見的是一氣呵成或間歇享受的活塞式。當然，還有擠牛奶式、雙手搓動式、擰螺絲式、褲襠夾緊式。更有丁丁勃露、獨得於五指之間的怪才探索出來的橘子手淫式、西瓜手淫式——可惜那些水果了。最近我一直在琢磨叉腿式，動作太好學了，想像一盆滾燙的開水突然淋於襠下，你必須不停的扭動髖關節及雙腿，其優雅及力度絕不遜色於風靡全球的鳥叔韓式馬步舞。

作為泌尿外科醫生，我最推崇一氣呵成或間歇享受的活塞式。

優點：方便、易於掌握、體力消耗小。

次數：每週一至三次。

簡單歸納成兩種方法：

• 俯臥與地球做愛。要點：進入幻想狀，丁丁一邊與床單、被子摩擦（不建議使用充氣娃娃），動作稍緩，幻想意中人的表情，杏眼圓睜、似嗔似怨、欲語還羞、梨花帶雨，萬種風情。起初丁丁只是伴隨著屁股畫圈，覺得快到射精閾值了，暫停，但繼續幻想。十五分鐘後，恥骨上（下腹部與丁丁之間）墊枕頭，模擬「活塞運動」，一氣呵成，完成射精。

• 平臥與宇宙交配。要點：最好用水基潤滑劑潤滑手指和丁丁，左手托住陰囊，右手上下擼動，注意快慢緩急的調整，接近射精閾值時減速，必要時踩剎車，稍後再加速，反覆循環，十五分鐘後再射精。實在忍不住，左手牽拉睪丸，蛋疼讓你的快感隨時戛然而止！

手淫時，快慢緩急的節奏完全由你自己掌控，千萬不要猴急。

還有一種方法：利用利多卡因或者丁卡因，手淫前十五分鐘塗抹少許在丁丁、龜頭表面，一方面起到降低丁丁敏感度的作用，一方面可以作為潤滑劑。

特別補充一點，手淫次數因人而異，以翌日不疲倦為金標準。與本能知道自己的飯量該是多少，自己的睡眠該是幾許，道理是一模一樣的。李銀河老師說得好：「沒有任何科學證據表明手淫對人有害，我們起碼可以說這是唯一對人無害的樂趣，那麼為什麼又要如此長期的禁止它呢？」

手淫與早洩沒有半點關係，恰恰相反，手淫快慢緩急的手法訓練是治療早洩的性行為訓練方式。手淫也不會導致勃起功能障礙，醫學上任何結論的得出，都需要醫學證據的支持。但**確實有過度手淫造成勃起功能障礙的個案，這少部分人又是怎麼回事呢？手淫過度**，從而影響到身體的健康狀況，其實是非常少見的。我同意一種觀點：把手淫當作是獲取滿足、解除緊張情緒的唯一源泉而過分依賴，意味著手淫者的心理發育和社會適應能力遇到問題。

我在門診遇到了這樣的病人，丁丁勃起都成問題了，也要強行手淫，腦海中需要更豐富的意淫物件，身體需要更複雜的動作，譬如雙腿強直，骨盆、盆底肌肉劇烈收縮，打飛機失敗或者打飛機需要超過三十分鐘以上的時間，非常辛苦。而骨盆盆底肌肉、生殖系統的長時間充血會誘發很多症狀，勃起功能障礙、精神萎靡不振就是其中之一。

引發症狀的另外一部分原因是罪惡感、羞恥心作祟！

3 妹子的「飛機」從哪裡起飛？

要實現高潮得摸到G點，通常是一個區域，摸上去有點粗糙，像橘子皮。

那麼，有沒有女生自慰呢？

答案是肯定的。

第一次聽說女生自慰，是一名重慶妹妹告訴我的，二〇〇四年發生在山城重慶的故事。

我的老家在四川省鄰水縣，縣城距離重慶市區七十公里。距離可以決定人與城市之間的親疏程度，大學畢業的時候，我又哭又鬧的要求學校分配我去重慶工作，原因很簡單，我從父母溝壑密布的皺紋裡走出來，能夠方便照顧他們的城市才是我理想的棲息之地。

輔導員同情的告訴我，同濟醫科大學的十名川籍學生全部到成都工作。

十多年過去了，成都和成都的市井風情已經徹底融入了我的生活，但是近三百公里以外的那座山城，經常還是讓我想起，想起便想去纏綿，因為內心是一道深深的痕，怎麼撫平，都帶著抹不去的紋路。

去了幾十次重慶，每次都是匆匆，早洩讓我始終與重慶保持著距離。晚來還卷，一簾秋霽。因為對重慶的陌生，秋意依然潛在心底，潛了十多年了，我終於打電話給重慶的死黨：「國慶期間，我要來重慶體驗生活。」

「還說個錘子，歡迎你！」死黨咬牙切齒。

十月三號，走成南高速，一路有驚無險的抵達了重慶。

死黨是重慶頗有名望的房產公司老總，他告訴我：「傻兒，這就是直轄市的規矩。」真是難為了我這個哥們，害怕我在山城的林立高樓間迷失方向，把自己的車停在幾公里以外的酒店，撲爬的趕到了出站口等我。

「先去酒店，再去吃飯。」死黨開起我的車向觀音橋駛去。

金源大酒店的位置很好，房間的設施也安逸，畢竟是五星級，搞得囊中羞澀的我立即沒有了底氣。

死黨一臉壞笑看著我：「必須把你接待舒適，免得你在網上罵老子。」

我憤憤不平：「這叫不戰而屈人之兵。」

解放碑是聞名遐邇的商業區，國慶期間，更是人流如潮，密如過江之鯽，與成都的春煦路比起來，有過之而無不及。

其實我不喜歡太熱鬧的地方，不過有美女陪，心情就變得明朗，街道兩旁聳立的高樓，彷彿也在輕盈的舞蹈。

當然，逛街和勾搭應該雙管齊下，聽慣了成都妹妹鶯啼婉轉的聲音，身邊的重慶妹妹驚爪爪的吼聲更讓我驚訝。

妹妹是死黨公司的售樓小姐，土生土長的重慶人。她直截了當的告訴我，像她這種有點姿色的女孩，經常會受到別人語言和行為上的騷擾，那就乾脆來個以毒攻毒，所以許多想入非非的男人見了她，反而成鳥獸散開狀了。延伸開來，即使是生活捉弄自己的時候，也不能後退畏縮，用自己的堅強構築著人生的骨架，這才是真正的重慶女人。

大抵因為性格的直爽，她還告訴了我一個祕密：她談了幾任男朋友，從來沒有一個讓她高潮過，於是學會了自慰，因為有了自慰高潮，她對男人甚至失去了興趣。

怎麼自慰呢？

她的眼光對我充滿了蔑視：用手和跳蛋。

原諒我的才疏學淺，我第一次知道有跳蛋的存在。

回到成都之後，我查閱資料，了解女性自慰的相關知識。

國內對女性自慰的研究很少，女性大抵出於羞怯心理，不願意配合調查，那麼就以美國的一些資料來說話吧。

女性自慰，隨著平民百姓對自慰的認識，消除很多誤區，了解到自慰是一種釋放壓力、有助於健康的性活動。

每年五月是美國的自慰月，在中國，不會有這樣的節日，部分位高權重的衛道士依然讓性教育處於一種相對滯後的水準。

自慰並非男性的專利，在美國，有一項大規模的統計資料：**美國在校女大學生每月自慰次數的平均值為四・七次**。

中國的單身女性，自慰次數就看著辦吧，我的意見，想了就來一次。

美國婦產科專家黑克特・特洛布博士支持女性自慰，而且自慰對女性來說有很多好處：

- 自慰是免費的**沒有副作用的安眠藥**。
- 自慰可以幫助女性了解自己的身體，是身體進行自我探索的最佳途徑，戀愛之後，能夠很快進入性愛角色，讓性愛充滿樂趣。不管是在歐美國家還是在中國，有一個鮮為人知的事實：有一〇%至二〇%的女性，自慰是實現性高潮的唯一方式。
- 自慰有助於防止黴菌性陰道炎，**有助於緩解痛經和其他疼痛**。
- 自慰次數多的女性，往往有較高水準的雄激素，而潮吹在這類人群中更容易發生。
- 即使有了正常的性生活，一些女性的自慰也不會停止。

再延伸說明一下，多數女生自慰，來源於看片或者自己身體不經意間感受的性快感。一些女生的敘述奇妙極了：單槓運動中摩擦到會陰部、雲霄飛車從高處快速向下似失重的生殖器懸空誘發的性快感等，不知不覺學會了自慰。而夾腿摩擦更是女生最常見的情形。

大多數女生自慰，目標物件是陰蒂。

少部分女生的自慰，手指伸進陰道或使用跳蛋。其實陰道鮮有神經末梢，要實現高潮，得觸摸到G點，G點位於陰道前壁，第二指關節彎曲摸到的附近，通常**不是一個點，而是一個區域，摸上去有點粗糙，像橘子皮。探索G點是一個艱難的過程**，近在咫尺也可能無功而返。摸到了，則牽一髮而動全身，快感綿綿不絕，延伸到陰蒂、子宮頸，然後身體像花兒一樣開了。

處女自慰，容易造成處女膜破裂。

4 選擇「玩具」，一靠感覺，二靠阮囊

從男性情趣用品的進階版來說，

飛機杯—塑膠材質的模擬女性生殖器—充氣娃娃—模擬機器人。

男性自慰講究循序漸進，從手、飛機杯、充氣娃娃或模擬機器人，是一個進階過程。老實說，飛機杯是一個好玩意，在各大情趣網站上有售。個人認為，使用飛機杯比手淫更能訓練延長射精潛伏時間。

飛機杯的材質與充氣娃娃一樣，由TPE（熱塑性彈性體）材質、TPR（熱塑性橡膠）材質或者矽膠製成，但價格低廉的飛機杯使用海綿，就有點「坑爹」，所以一分錢一分貨，稀飯吃了不經餓。

使用飛機杯的注意事項：

・最好購買價格高於五百人民幣的飛機杯。

・使用前及使用後都要清洗和消毒，清洗用溫開水，消毒用市面上的消毒水，譬如

滴露、來蘇水、高錳酸鉀稀釋液。不要使用酒精、優碘、含氯消毒液，因為會使TPE、TPR材質或者矽膠慢慢硬化，縮短飛機杯的壽命，含氯消毒液有害人體健康。對充氣娃娃的消毒也是如此。

• 使用時一定要將潤滑劑均勻塗抹於杯體內部和前端。注意，潤滑劑一定要使用水基潤滑劑，杜蕾斯或者傑士邦的水基潤滑劑值得信賴。

• 一人一杯，不能多人使用。

• 第一次使用會覺得飛機杯杯口緊，在潤滑劑的作用下小心置入丁丁。

• 好的飛機杯能夠提供不同的震動頻率，循序漸進，能夠有效提高龜頭敏感度。

• 做到清洗、消毒澈底，飛機杯完全可以避免泌尿道感染，包括性病。

飛機杯與充氣娃娃的比較：

• 低廉的充氣娃娃比比皆是，但是高模擬、電動的充氣娃娃價格可以上萬，更加有身臨其境的感覺。

• 從男性情趣用品的進階版來說，飛機杯—塑膠材質的模擬女性生殖器—充氣娃娃—模擬機器人。

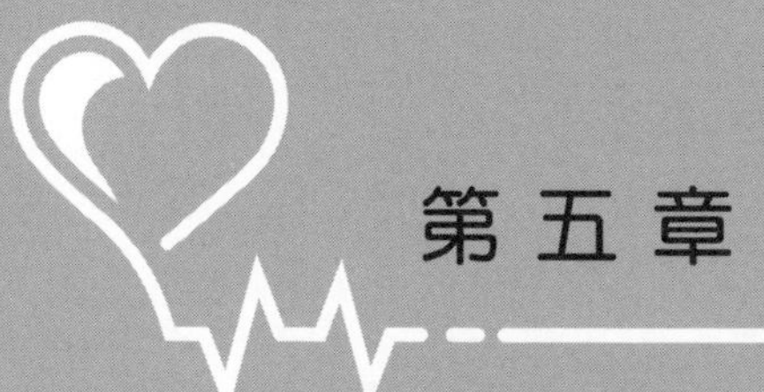

第五章

初夜：驚嚇中破繭而出的身體與心靈

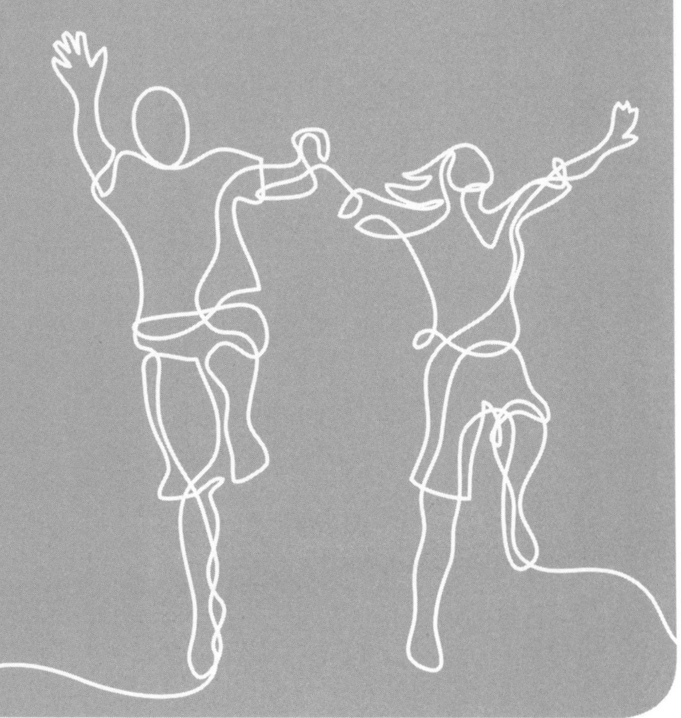

1 初戀只有一個耳光的記憶

我側過身抱住她，強行在她的嘴唇上留下一吻，
也許幾秒鐘，她突如其來的甩了我一個耳光。

得說說我的戀愛故事了。

五年前我去武漢，協和醫院的老同學T君，在江漢北路的「粗茶淡飯」餐廳訂了一間包廂，畢業留校的十餘位同學齊齊出場，很隆重、很溫馨的為我舉行了一次歡迎宴會。

老同學再見，初時還略顯矜持，往事是一片又一片斑駁的疊影，怎樣收拾，都被歲月侵蝕得滿目瘡痍。

一種悲，一種歡，交替襲來。

一段白，一段黑，接踵而至。

我們都老了吧！

血濃於水的情誼始終不變，很快，小小的包廂便盛滿歡笑，而笑，是潤物無聲的春風，於是新葉初綻，蓓蕾噙香，我們又成了二十年前的一群大學生。

飯後集體去參觀T君的新房，他拿出了畢業紀念冊，一頁一頁翻過去，有許多曾經熟悉又陌生的名字，隱約捕捉到了如煙如霧如輕紗一樣飄忽的青春記憶，人靜，臥聽風吹雨。

張君，女生，照片上的她一如梔子花般恬淡……。

我突然清了清喉嚨，告訴大家一個故事。

很久很久以前的一個週末，好朋友彭飆喜歡班裡的一位女生沈雯，委託我去女生樓送電影票。我去了，沈雯很客氣的推辭。當我回男生樓，一臉沮喪的彭飆頗講哥們義氣，他對我說：「總不能浪費電影票，你找個人去看吧。」把平日對我有好感的女生過了一遍，寥寥，沒有興趣；而我有好感的女生，因為有了彭飆被拒絕的先例，不敢造次。

彭飆很詭異：「不著急，我給你安排一個。」十分鐘工夫，大功告成，彭飆通知我，晚上七點，人約華燈初上時。哈哈，安逸倒安逸，最不可理喻的是，任憑我費盡口舌，彭飆卻不願意透露對方姓名。那就豁出去了，**青春就像衛生紙，看著挺多的，用著用著就不夠了，**我總不能老態龍鍾時還是光棍一條。

小雨淅瀝，我不安的站在醫院門口，她出現了，是張君，號稱班裡脾氣最臭的女生，我幾乎就想逃跑了，就是腳不太聽使喚，張君用傘把輕捅我腰：「發愣幹嘛？走吧。」

張君的脾氣聲名遠播，源於班裡一位對她窮追不捨的男生，他不停示好，她不停拒絕，大概是她對他的死纏爛打徹底厭煩了，有天跑到男生宿舍，把躺在上鋪的他拖了下來，並當眾宣布：「我就是不喜歡你，你不要再來找我了。」

我的心在第五肋間左鎖骨中線內○．五公分處猛烈搏動著，起碼一分鐘一百二十次，且念念有詞：「彭飆，如果我今晚遭遇不測，你不得好死！」

去武商電影院，看了部日本電影《男人真命苦》，其實故事講了些什麼，我基本上沒看進去，只覺得銀幕上有一個笑容可掬的死胖子，總騎一輛破自行車，間或有藍色的海，以及櫻花、杏花、玉蘭花，繽紛著視野。

一個半小時，我蜷曲雙臂，擔心自己的忘乎所以會觸到她的身體，那種感覺奇怪極了，**與她相鄰的那隻手臂很熱，似乎流淌著她的體溫**。

走出電影院，如釋重負，外面的雨大了起來，密而粗的雨滴結成疏簾，該回去了。

張君說：「再走走吧。」

兩人打一把雨傘，圍著同濟醫科大學的校園踱了三個來回。

我緊張得不敢說話，她終於忍不住了，問我：「在想啥？」

我戰戰兢兢回答：「為祖國的未來苦苦思索。」

她笑了，笑起來很好看，最後約定，第二天騎自行車，結伴暢遊東湖。

翌日，天放晴了，也許是昨晚雨中漫步的緣故，我感冒了，她也感冒了。

症狀不明顯，但總有個鼻孔不通氣，說話齉聲齉氣，不太清晰，我故作關切：「妳是哪個鼻孔不通？」她驚訝問：「問這個幹啥？」我說：「看我們是不是同一個鼻孔出氣。」張君表揚我了：「你真逗。」

一個多小時的跋涉，終於到了東湖，東湖的遊人很多，我們去了一僻靜處，坐下，眼前孤帆遠影碧空盡，美哉。

慢慢我也健談了起來，她聽得很仔細，只是言及畢業分配的話題，臉色有些凝重，估計與她共結連理的可能性很小，畢業後兩人十有八九會勞燕分飛，一場胭脂錯，一片琉璃碎。

聊的話題多而瑣碎，與感情無關，偶爾她也嬌嗔，楚楚動人。

想起了那首著名的〈再別康橋〉：「軟泥上的青荇，油油的在水底招搖，在康河的柔波里，我甘心做一條水草。」於是，煙柳疊翠的東湖邊，時間幾乎完全停滯。

肚子終於唱空城計了，我們怏怏的打道回府。不管兩人的交往有沒有結果，一頓飯是必須要請的，在大東門的小餐館，我豪氣點了幾個炒菜，雖然買單時心裡隱隱作痛，天啊，花了我一個月生活費的三分之一。

晚飯後天色還早，我提議再去蛇山轉轉。

山下是京廣鐵路，平均十餘分鐘，就有一趟列車駛過，每當列車轟鳴，我會向她展顏一笑：「看嘛，我的心情又不平靜。」她低頭，臉上的嫣紅，在叢叢綠樹掩映間，嫵媚極了。

膽子再大一些，我鼓勵著自己。在山路上穿行，總算到了一人跡罕至處，我側過身，抱住她，並強行在她的嘴唇上留下了一吻。那是我的初吻，也是她的。

我感覺得到她的身體在顫抖，也許幾秒鐘，也許幾分鐘，她清醒了，突如其來的甩了我一個耳光，片片嫣紅從臉上墜落，銜不住了，瞬間的繁華，謝了一地。

她憤怒的斥責我：「你是個流氓。」恨不得地上有個洞讓我鑽進去，我一言不發。抬起頭，她已不見了，眾裡尋她千百度，驀然回首，人呢？之後連續幾個晚上，臥遲燈滅，倉促入睡，做的都是恐怖的夢，譬如張君闖入了男生樓對我左右開弓，直接把我揍成性生活不能自理。

即使是白天，我也驚魂未定，上課時要麼遲到，要麼早退，目的只有一個，避免與餘怒未消的張君狹路相逢。

彭飆看出了些許端倪，勸我放寬心，由他來收拾殘局。

彭飆果然是高效率，一週之後的又一個週末，彭飆興高采烈的告訴我：「晚上七點，你們再次約會，地點在中山公園，不見不散。」我撫著隱隱發燙的臉，聲淚俱下：「男子漢大丈夫，說不去就不去。」有一種遊戲我再也不想玩了，跑去鄰居家反覆按門鈴，挨完打了就回來，簡直是二百五。

第二天，彭飆轉來了她的一封信，字寫得龍飛鳳舞，有段話我依然記憶猶新：「與你在一起，很快樂，也很痛苦，但是我實在不適合你。」

日子繼續有條不紊的流逝，我的大學生活又恢復正常，偶爾在路上遇到她，點點頭，或者無奈的笑笑，似乎一切都沒發生。

時間一長，乾脆招呼也不打了，形同路人。

大五時，聽說她有男朋友了，是她的老鄉，武大的高才生，兩人非常般配，我坦然，間或掠過一絲苦澀，我其實是喜歡她的，只不過，**易開罐拉環愛著易開罐，而易開罐心裡裝著可樂**。

畢業後，杳無音信。

前不久，我在百度輸入了她的名字，哦，她在一家遙遠的三甲醫院做神經內科醫生，醫術精湛，深受同事及患者好評。

故事講完了。

2 晨勃消失兩個月……我要像「金剛」一樣

我的晨勃消失，顯然與心理創傷有關。張君的一句「流氓」，讓我無地自容了大半年。

從前的輔導員哈哈大笑，她說她從來不知道我有這樣一段浪漫的經歷，大姐姐一般溺愛著我的輔導員笑夠了，指著畢業紀念冊裡我的「標準相」，調侃道：「炮轟的腦袋還梳個雷劈的縫，她不打你打誰？」

武漢協和醫院急診科的主任是張君的好友，多年來一直與張君有聯繫，當即撥了張君的手機號碼，要我和她說話。

我的舌頭僵滯了，謝天謝地，張君不在服務區。

二十年前的舊事，恍若隔世的鵲，濺起百年一瞬的驚羨東湖，愁幾多，怨幾重，盡在別離。也許有一天，我會去找她，鬢髮染霜時再度坐在一起，那些暗淡又明晰的往事，永遠如青春一般絢麗。

不是初戀的初戀故事很美好，但是帶給我一個致命的男科併發症：晨勃消失了兩個月，害得我疑神疑鬼，是不是以後就陽痿了。

我的晨勃消失，顯然與心理創傷有關，張君的一句「流氓」，讓我無地自容了大半年，如同在牌桌上鬥地主，上家說：「一對三。」我沮喪的看著自己的一手爛牌，搖搖頭：「要不起。」

幸好兩個月後，我的晨勃恢復了，相當長的一段時間，目光不敢在女生的身體上停留。二十多年過去了，人們的兩性觀念得到了極大改變，尤其是我成為泌尿外科醫生之後，應該身先士卒為廣大男性科普醫學知識，唯一感到尷尬的問題是，少兒不宜。

不妨說得隱晦一些，但太隱晦會被扣上意淫的帽子，以前看到網友對美國大片《金剛》的一句話影評，強悍極了：**站在世界最高的樓上為心愛的女人「打飛機」**。

這是最強大的意淫。

意淫是中國字，語出《紅樓夢》第五回：遊幻境指迷十二釵，飲仙醪曲演紅樓夢。將金剛的真打飛機與芸芸眾生的假打飛機混為一談，是一次活色生香的意淫，唯心會而不可口傳，可神通而不可語達，境界也！

其實私底下紅男綠女都會偶有意淫，因為性是人類最基本的需求之一，社會沒有正常而規範的管道來為民眾疏導，網路就不得不承擔起重任。所以我註冊了「成都下水道」的微博帳號，在網路上科普男科和兩性知識，並成為微博上最有影響力的醫生帳號之一。

3 當「下水道」遭遇「段王爺」

在我看來，泌尿外科醫生與婦產科醫生是一對冤家，泌尿外科醫生修「槍」，婦產科醫生修「靶」。

男生女生的第一次，有什麼特別注意事項呢？

我覺得聯合一位婦產科醫生進行科普，有更好的說服力。

第一次聽聞段濤的名字，是前年底在家裡，妹妹在客廳裡對著我大呼小叫：「哥，你玩了這麼久微博，連段濤都不知道，他是中國婦產科醫生的偶像。」妹妹是深圳市頗有名望的婦產科醫生、主任醫師、教授、深圳市寶安區首席產科專家。但是，與妹妹一起討論兩性問題，還是顯得有些尷尬。

於是我知道段濤了，輾轉透過各種關係，我加了段濤的微信。

在我看來，泌尿外科醫生與婦產科醫生是一對冤家，泌尿外科醫生修「槍」，婦產科醫生修「靶」。讓我感到憋屈的是，當孕婦帶著老公出現在公眾場合，親朋好友總是輕撫孕婦的大肚子連道恭喜，卻沒人指著身旁老公襠下的小弟弟，說聲：「好樣的！」這是喜劇，還是悲劇呢？猝不及防的意外懷孕，都是荷爾蒙惹的禍。產科如此喧囂，男科（泌尿外科的一個分支）居功至偉，就像**中國乒乓球得罪了全世界，中國足球就得像個龜孫子一樣一個接著一個的向全世界道歉**。

之後我看了很多段濤的科普文章，他崇尚一個原則：**知識越容易理解，越接近真理**。其實我從他的字裡行間還琢磨出一些東西：他用細膩、幽默而溫暖的文字真實的描繪盛大的精神版圖，那些活躍在內心裡有生命、有質感的醫學故事，是一顆胚芽，倔強的繽紛成醫學界一道亮麗的風景。

偶爾我們在微信裡聊天，有相見恨晚之感，我覺得我必須去拜訪段濤一次。

二〇一五年七月盛夏，我去了同濟大學附屬上海市第一婦嬰保健院。

江湖上關於段濤的傳說很多，在他的率領之下，段濤將上海市第一婦嬰保健院打造成中國分娩量最多的醫院，每年逾三萬人次。他還有一個綽號：「段半城」。意思是上海灘有一半孕婦希望他親自接生。他乘坐地鐵上下班，經常被人認出來，無數患者找他簽名。

這就是人格魅力，青山常在，綠水不歇，**走得太急沒有故事，走得太緩沒有人生**。

五點整，我叩開了院長辦公室。

段濤帥氣、儒雅，四目對流，一人是河，一人是岸。

兩個人的緣分大概在於有一致的三觀、一致的俠肝義膽，於是其他一切都變得不那麼重要，譬如頭銜、穿衣格調、家財萬貫或是一貧如洗，通通變成聊勝於無的涼菜。

簡單的寒暄之後，進入正題，段濤認為醫生孜孜不倦的科普準確的醫學知識，是構建和諧醫患關係的一座橋樑，通俗易懂、寓教於樂，有對仁心的鑑賞，有對人性的反思，以及對生命、對時間的敬畏和珍惜。

好吧，那就看看，當下水道遭遇段王爺，一正一邪的科普會有怎樣的激情四射？

段濤曾經提出一種說法：「世界上有三種人，男人、女人和婦產科醫生。」男婦產科醫生不像男人，女婦產科醫生不像女人。長期處於「第三性」的職業狀態，婦產科醫生一般不太會有性別意識，根本不會有其他的聯想，所以婦產科醫生談性的話題就和談大餅油條一樣，沒有什麼區別。

既然如此，我天天把玩和修理各種「槍械」的職業，談性說愛更是理所當然。

段濤整理出一段文字，是少女們的聖經，讓你在片刻的風光旖旎中如夢方醒。請相信婦產科男醫生的話，別相信男人們的鬼話，因為他是上帝安排在男人堆裡的臥底。

男：「我發誓，這是我的第一次。」

這話你也好意思說，是你今天的第一次吧？

男：「我就放進去一下，很快就拿出來，不會內射的。」

好的，你如果真能忍住的話，所有的壞人都可以放下屠刀立地成佛。

男：「妳不會懷孕的。」

墨菲定律：如果有件事可能會出錯的話，它真的會出錯。（Murphy's Law: Anything that can go wrong will go wrong.）不管它是一％還是千分之一的概率，它真的會出錯。妳要是信了他的話，妳真的就會懷孕。

男：「我會一輩子愛妳的。」

是一輩子還是一被子？在急於得到妳的時候，男朋友說的這些話都不靠譜，這是他身體裡急速飆升的荷爾蒙的副作用，說了也是白說，不算數的。

而尤為重要的是，相信保險套，別相信安全期。

有人說找男朋友的標準是3C：condominium（公寓）、credit card（信用卡）、car（汽車），其實這還不夠，應該是4C，還要加上一個condom（保險套），它是負責任的象徵和做法。

除了避孕以外，還可以預防性病。要學會在一開始的時候就讓男朋友知道這是底線。

既然守不住底褲，就一定要守住底線。

你要知道，男人是經常靠不住的，自己也偷偷備好保險套，以防萬一。這是B計畫，也可以稱為C計畫（plan condom）。

男朋友或者是前男友可能會告訴妳「安全期」就是前七後八，很安全的，其實這很扯，很不安全。

現在婦產科的男醫生告訴妳，安全期不安全，**安全期避孕的失敗率可以高達二〇%至三〇%**，因為卵子排出後可以存活一至兩天，精子在陰道裡可以存活三至五天。既可以卵子等精子，也可以精子等卵子，它們的耐心和耐力比妳想像的還要好，還要強。

另外，排卵可以提前，也可以推遲，有的女生還可以一個月經週期排兩個卵，月經剛結束不久就排一個，下一次月經快來之前再排一個，正好都落在前七後八的安全期之內。

意外懷孕，是相對不划算的。人工流產，極其傷害身體。請記住段王爺的箴言：「女人在床上流的淚，比任何地方都多；**男人在床上撒的謊，比任何地方都多。**」上床並不是生活的全部，有時女人得目光如炬，悄悄下床，溜而遠之。

4 第一次靈魂激盪，再來一次身體歡愉

世界上最幸福的事：打一炮；
最最幸福的事：歇一會，再打一炮。

男女的第一次性愛時間，有一項統計，平均年齡小於十八歲。

從醫學上來說，越來越多的證據表明，無論男女，第一次太晚，可能對以後的性功能造成影響。

據美國哥倫比亞大學和紐約精神病學研究所的研究，過早開始性生活，有更大的感染性病的危險，因為第一次經常是由於被成年人（譬如大叔、大媽）勾引、酒後亂性。但是，此項研究重點強調的是：那些二十三歲以後才失去童貞的人，容易出現性功能障礙，譬如性喚起困難、勃起功能障礙或不能達到性高潮甚至導致性冷淡，而且時間越晚，問題越嚴重。

先說說男人的第一次，熱血賁張，各種激動，大都折戟沉沙，為啥？早洩。

所以男人的第一次大都沒有什麼值得驕傲的，更多的是沮喪、自卑、失意。

當然，如果第一次的床上伴侶是自己心儀的女人，會有一種非常強烈的幸福感和自鳴得

意，其實，距離征服還差了十萬八千里。

女人的第一次大都是在溫柔的勸說下發生的，感覺不那麼如意，而且第一次經常由於羞於提及避孕，意外懷孕的比例不低，所以只有三五%的女性覺得滿意，剩下的六五%，之後的失落感，久久不能散去。

所以，男女的第一次，必須高度重視，介紹一些小技巧：

- **第一次愛愛的地點最好正規**，別選擇凌亂不堪的出租屋或者隔音效果不好的酒店，別選擇鐘點房，第一次大方一點，對自己好點，酒店得四星級以上吧。
- 第一次不用口服任何藥物。
- 愛愛前必須洗澡、漱口，給伴侶留下好印象。
- 愛愛前可以適量喝一些啤酒或紅酒，喝到微醺，一定程度上可以降低男性龜頭敏感度，而女性呢，有意亂神迷的效果。
- 男性如果不想第一次秒射，可以先去廁所打一次飛機，放心吧，性慾巔峰狀態，丁丁的不應期很短，半小時不到，又可以一柱擎天。
- 第一次的金科玉律，新手上路，緩慢駕駛。**姿勢選擇傳教士體位**（男上女下），別一門心思玩花樣，玩花樣更易導致秒射。

・第一次悄悄準備幾個杜蕾斯苶佐卡因延時型避孕套，避免秒射尷尬，也是對自己對伴侶的尊重，防病也防意外懷孕。

・對初涉真實性愛場景的小年輕來說，世界上最幸福的事：打一炮；最最幸福的事：歇一會，再打一炮。所以第一次不用太緊張，第一夜可以做「一夜七次郎」，一次秒射，接著的幾次就不會秒射了。

・一般來說，男女生殖器的尺寸不存在尺寸不匹配的問題，在沒有性刺激的情況下，發育成熟女性陰道，平均長度是九至十公分，寬度可以容納兩個手指，因為女性陰道皺襞、肌肉良好的伸展性，在遇到性刺激時，陰道的長度和寬度都會增加，性交時，甚至可以變成無底洞一樣深不可測。

由於文學作品和影視作品的渲染，為數不少的女孩會對初夜產生恐懼心理，其實處女膜分布的神經末梢和微細血管都不多，疼痛很輕微，出血也很少。

初夜，女性在自然狀態下的陰道前後壁貼合得很好，當陰道第一次被插入，陰道黏膜感受到了前所未有的新鮮刺激，被充滿、被撐起來的感覺會讓大腦產生錯覺，以為是傳說中的疼痛。其實，痛並快樂著的感覺，很美妙。

假如女性對第一次真的害怕，可以事前準備杜蕾斯水基潤滑劑。

5 男人的不應（硬）期與年齡相關

二十五歲以下，不應期不到一小時，
三十五歲後延長到數小時，四十五歲後甚至要等兩到三天。

初涉性事的青年男性，在有了第一次性生活體驗之後，往往陷入痴迷狀態，做一夜數次郎是家常便飯，許多網友向我提問：「怎樣可以縮短不應期？」這是一個很有趣的問題，男人都有不應期，不應期像啥？我琢磨了半天，不應期是早上剛一起床，就有睡午覺的衝動。

言歸正傳，不應期（refractory period）準確的生物學定義是：生物對某一刺激發生反應後，在一定時間內，即使再給予刺激，也不發生反應。不應期分兩個階段：

・絕對不應期（absolute refractory period），無論第二次刺激強度多大，依然垂頭喪氣。打一個不太恰當的比喻，花都枯萎了，一隻再辛勤努力的蜜蜂，還異想天開的想吸取半點營養不成？

・相對不應期（relative refractory period），等時光踏下輕盈的足跡，卷起昔日的美麗悠然長去。開始懷念那些姹紫嫣紅了，願望有如初升的太陽，冉冉升起。

具體到性生活，男性不應期是指一次性交結束，到身體狀態又可以開始下一次性交之間的必需間歇時間。男人的不應期各不相同，但與年齡休戚相關。二十五歲以下，不應期不到一小時，有時只有幾分鐘，而三十五歲之後延長到數小時，四十五歲之後呢，有的甚至要等兩到三天才會重新產生性慾。

以上資料並不絕對，只是針對大多數。所以，一夜七次郎、一夜八次郎是二十五歲以下男人的壯舉。幸好這些小年輕有不應期保護，是上帝賜予男人的賢者模式，不然，不知道有多少男人生得偉大，死在花下？

如何縮短不應期呢？

- **經常爬山**、**游泳**、潛水的男人一般擁有更強大的性功能，不應期通過鍛鍊可以縮短。
- 意猶未盡的喝一杯事後茶、抽一支事後煙，眼睛迅速的**尋找下一次的大戰場地**，沙發、浴室、廚房、書桌，新鮮的環境能夠激發再度衝刺的慾望。
- 在女人面前愉快的打哈哈，假裝射了，然後歇一會再戰。
- 藥物輔助，譬如威而鋼、犀利士。
- **器械輔助**，譬如真空助勃器，這玩意，類似拔火罐，通過抽除、消耗罐體中的空氣，製造低壓或者真空，來實現丁丁的充血，實現一柱擎天的目的。

除了我說的前三項縮短不應期的方法可以再次獲得快感，藥物輔助和器械輔助最好不要使用，長此以往，反而有導致勃起功能障礙的風險。男女雙方，都要學會了解自己和對方的身體，在男人的絕對不應期內刺激生殖器，真的很不舒服，很！不！舒！服！

女性性高潮之後有不應期嗎？儘管大多數女性有多次性高潮的潛在能力，但是，她們也有不應期，只是維持時間比男人短，甚至覺察不到而已。

男女雙方的任何一方，行為上拒絕對方接觸他（她）的生殖器，可以視為不應期，絕對不要勉強對方。給大家一個溫馨的忠告：

- 性愛最重要的不是次數，而是品質。
- 床上的炫技永遠比不上質樸而有靈感的動作。

孔子說：「思而不學則殆。」一個人期望太高，會迷茫，會焦慮，會變成行動的矮子，白白浪費掉許多光陰。

6 啪啪是啪啪，健身是健身

性愛消耗的能量優於步行，但遠遠遜色於健身。

還有一個有趣的問題：啪啪啪是否能夠代替健身？

啪啪啪的健身功效，許多專家做了研究。一些開始有了啤酒肚的中年男性時常有一個誤區，以為啪啪啪可以達到同樣的健身功效。

真相是什麼呢？

性愛主要分前戲、活塞運動、後戲三個部分。

一般來說，床第之歡能夠消耗能量的部分在前戲和活塞運動階段。當然，前戲算是運動前的熱身，活塞運動相當於運動，而後戲則是運動後的調整身體了。

對一般人來說，前戲加活塞運動會消耗能量。前戲包括熱吻和愛撫，會消耗一定的能量；而到了活塞運動階段，消耗的能量更多；至於後戲，消耗的能量基本可以忽略不計了。

有一個非常著名的研究，加拿大蒙特利爾魁北克大學的一個研究小組，跟蹤夫婦啪啪啪的能量消耗情況。研究人員招募了二十一對年齡在十八至三十五歲的異性戀夫婦。用什麼來測定能量呢？一種叫作 sense wear（按：穿戴式裝置）的可穿戴式臂章。

sense wear 臂章使用加速度感測器、溫度感測器可以得出精確的熱量消耗值。與啪啪啪用來比較的運動方式是跑步機。**被記錄的性愛平均時間為二十四・七分鐘**，最短的時間為十分鐘，最長的居然堅持了五十七分鐘。男性在性愛過程中比女人消耗了更多的熱量，尤其是傳教士體位，是「上身平板支撐＋抬壓胯部＋雙腿支撐後蹬等」的重複運動。

男性的性愛過程會消耗十萬一千卡（一千卡等於四・一八六千焦）的熱量，平均每分鐘四・一千卡；在跑步機上，會消耗二十四萬六千卡，平均每分鐘一萬卡。

女性的性愛過程平均消耗六千九百卡，平均每分鐘二・八千卡；在跑步機上，會消耗二十一萬三千卡，平均每分鐘八・六千卡。

好了，可以得出結論了。

性愛消耗的能量優於步行，但遠遠遜色於健身。況且，性愛對飲食男女來說，只是隔三岔五的做一次。

所以，性愛有一定的健身功效，但與健身相比，不可同日而語。

孰優孰劣，不是一目了然了嗎？

而有一種理論出現在各種教材和科普書裡，性愛之後不能夠馬上洗澡。理由是性愛是一項高強度的運動，事後立即洗涼水澡，會使皮膚血管驟然收縮，大量血液會流回心臟，加重心臟的負擔，弊端是誘發感冒，長此以往，甚至有誘發心臟病的可能；事後馬上洗熱水澡，更多血液湧入皮膚和肌肉組織，會減少其他重要器官的供血，大腦、心、肺、肝、腎等器官的供血減少，影響到它們的正常功能。

事實果真如此嗎？

其實性愛並非一項高強度的運動，英國人主編的《運動醫學本科全書》如此記載：做愛（中等用力五分鐘完成）消耗的能量剛好等於跑百米（二十秒完成）。

性愛與跑百米消耗的能量居然差不多，是不是有點跌破眼鏡？

無論男女，性愛都會耗費一定體力，而床笫之歡的佼佼者甚至有長達半小時以上的啪啪啪，消耗的能量自然水漲船高。

所以性愛之後是否應該立即洗澡也要因人而異，性愛時間越長，結束後洗澡的間隔時間也相應延長。

而**性愛之後還有一個排尿問題**，排尿問題又是男女有別。

男性在射精之後應該休息一會，讓丁丁疲軟下來再去排尿，因為射精剛剛結束，丁丁還處於勃起狀態、前列腺還處於充血狀態、尿道括約肌還處於收縮狀態。射精後馬上排尿，尿道阻力增高，可能導致尿液反流進入前列腺，誘發化學性前列腺炎。女性在性愛之前最好儲存一定容量的尿液，一百至兩百毫升，性愛結束之後馬上排尿，可以有效預防女性蜜月症候群（性交後尿路感染）。

我的建議是，男性性愛結束後不妨躺在床上悠然自得的抽支事後煙、喝杯事後茶，五至十五分鐘後起身洗澡（根據丁丁的疲軟程度和體力消耗情況而定），將排尿與洗澡作為一項程序一起完成。

女性呢？性愛結束後立即排尿，然後進行第二道程序，洗澡。放心吧，身體的重要器官具備強大的自我調節能力，沒有那麼多聳人聽聞的疾病發生。

部分青年男性為了延長射精潛伏時間，有意忍精不射，是一種壞習慣，必須糾正。

忍精不射作為中國一種古老的房中術，曾經備受推崇，科學是宗教迷信最有效的解毒劑，隨著現代醫學的飛速發展，大家都認識到了，偶爾的一次忍精不射可能會提高性生活的品質，但是，習慣成自然的**忍精不射卻有太多壞處**。

大腦、脊髓的中樞傳達射精指令，多巴胺系統促進射精，血清素啟動系統抑制射精，其實關於射精的神經生理學基礎，直到現在也沒有完全搞清楚，這時你要堅持忍精不射，神經系統和內分泌系統就會互相殘殺。記住：任何違背正常生理活動的行為，都有損健康。

有損健康具體表現在哪些方面呢？

・睪丸、前列腺、精囊腺都蓄滿力了，你讓它們停止百米衝刺的速度，它們會很不爽，依然氣喘吁吁、面紅耳赤，保持長時間熱血沸騰的狀態，充血使前列腺、精囊腺的毛細血管擴張，誘發前列腺炎、精囊腺炎。

・長時間忍精不射，誘發勃起功能障礙和不射精症。

・長時間忍精不射，大腦皮層處於緊張、焦慮狀態，誘發性神經衰弱綜合症。

那些沒有射出的精液去哪兒了呢？

精液由精子和精漿組成，精子由睪丸產生，在附睪內成熟，通過輸精管道輸出；精漿主要是前列腺、精囊腺和尿道球腺等附屬腺體分泌的混合液。忍精不射時，它們哪都沒去，待在原地怒髮衝冠，不過它們知道，和白痴生氣使自己也變成白痴的危險。生氣結束後，它們又繼續堅持二十四小時不停的新陳代謝，等待新一輪指令的發出！

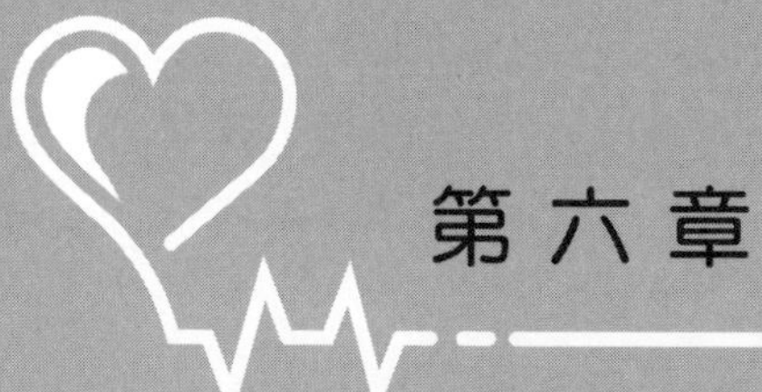

第六章

快感的圖騰：是誰打翻前世櫃，惹塵埃是非

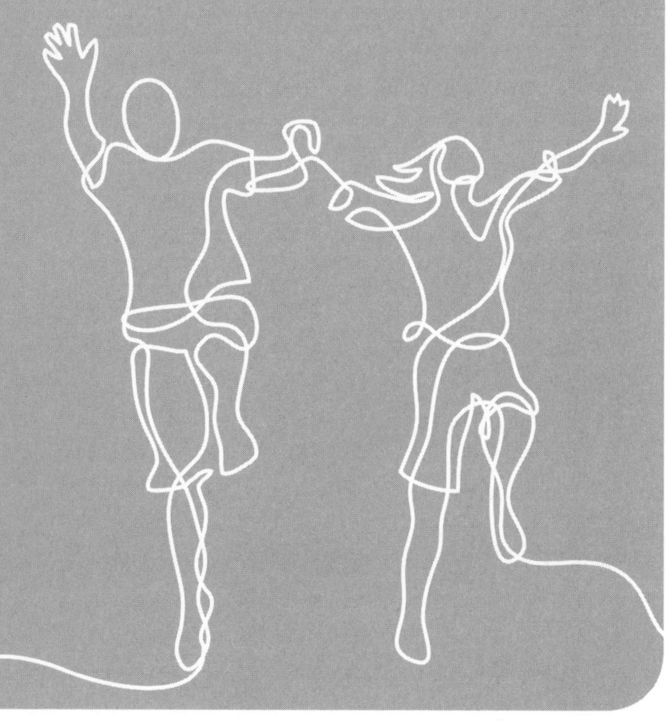

1 極樂新境界：似射不射之間

一半的男性認為，大腦的射精指令發出的瞬間比射精的快感強烈，醫學上，這叫射精不可抑制階段。

十年前，我泡在愛卡汽車論壇，對一個帳號充滿了好奇，他取名「黑山老妖」，有很好的文字功底，內容多與性愛有關，似乎邪魅一笑，錦幕拉開、妖言惑眾的帖子就出爐了。

電影《倩女幽魂》濃墨重彩的寫了黑山老妖一筆，於是我知道了，姥姥將小倩嫁給黑山老妖，可惜小倩遇到寧采臣了，才演繹了一齣人鬼情未了的故事。

一次車友聚會，我與黑山老妖見面，四十多歲，身材不高，大約一．六七公尺，眼如點漆，眉如新月，還留一撮稀疏的小鬍子，乍看，有些猥瑣。

那天談論的主題是女人的乳房，老妖認為最美乳房的標準讓我大開眼界：「外觀半球形或圓錐形；微微上挺；乳頭間距不能太大，微微外傾；光潔白皙；乳暈面積不超過一人民幣硬幣，顏色粉嫩；乳頭微微突出，大小為乳暈直徑的三分之一；最至高無上的是對稱美。」

他的奇談妙論贏得了大家的一致喝彩，作為醫生，我有些自慚形穢。

末了他意猶未盡的總結：「隆胸術是目前排名第一的美容手術，但每年隆胸術不成功的並不是少數，因為隆胸術有四種後果：大不一樣；不大一樣；一樣不大；不一樣大。」後來我總算搞清楚了他深諳此道的原因，他是一名整形外科醫生，已經從公立三甲醫院辭職，自己創立了一家整形外科醫院，生意紅火。之後多接觸了幾次，我們成了臭味相投的好朋友。

上帝還是非常公平的，給了他一雙巧奪天工的手，會寫字會做手術，卻缺乏外表，我覺得最應該做整形手術的是他自己。

他的女朋友屬於國色天香的主，相貌和身材絲毫不輸一線女明星。最奇葩的是有一次，我們一幫人聚餐，眾人盯著他的女朋友，眼睛都看直了，溫婉而清雋，潔白的連衣裙，纖細的腰身，著輕巧的平底涼鞋，翩翩若飛。揚揚自得中，老妖吞了一個煎餃，韭菜餡的，旁邊的一個哥們驚呼：「快看，老妖的牙齒縫又掐了一片韭菜葉子。」老妖齜牙咧嘴，牙籤與指頭共用，韭菜葉子依然頑強的在牙縫裡綻放翠綠。女朋友大方一笑：「看我的。」她側身和老妖親嘴，很溫柔的親，半分鐘後分開，輕輕吐出了一小片已經揉搓成團的韭菜葉子。

我虛心向他討教：「為什麼你的女人緣這麼好啊？」他說：「虧你還是泌尿外科醫生，你以為這些美女都是為了錢嗎？不是，其實女人更在乎的是……。」剩下的幾個字，老妖壓低聲音在我耳邊悄悄告訴我。我有些哭笑不得的聳聳肩，其他幾個人都心領神會的笑了。

老實說，在泌尿外科的專業中，男科學確實是泌尿外科的一個重要分支，但與腫瘤、結石等專業相比，沒有那麼多手術，含金量不是太高，所以願意完全從事男科專業的醫生並不多，就算是男科專業畢業的博士，在泌尿外科待了一段時間之後，想方設法也要跳槽到其他專業。

二〇一二年我開始玩微博，博友似乎更願意把我當成泌尿外科的男科專業醫生，於是我開始攻克我以前並不太擅長的男科，幾年的辛勤耕耘，成為微博公認的「男科專家」。

深入研究男科，彷彿世界重新為我打開了一扇大門，我看到了太多淒涼的故事，荒誕的情慾和繽紛豔麗開到荼蘼的人生。

十年前，身為泌尿外科醫生的我對性醫學充其量算是入門級別；十年後，我坦坦蕩蕩的以男科專家身分造福大眾。在微博、今日頭條、愛問醫生和好大夫線上等數個網路平臺，孜孜不倦的為紅男綠女們科普性醫學知識，有數以千萬計的人受益。

有一個悲催的事實，大多數國人對性醫學知識一知半解，其中的一部分，甚至停留在幼稚園水準。

男性性高潮，男人們都心領神會，射精被視為男性性高潮的標誌，伴隨丁丁和會陰部肌肉有節律性的收縮，維持時間短，三至十秒不等。但性學家對男性進行調查，結果讓人耳目一新。近一半的男性認為**大腦的射精指令發出的瞬間比射精的快感更加強烈**，會情不自禁的呻吟，忍不住的感覺讓人欲仙欲死，接著迅速射精。也就是說，最舒服的時刻是似射非射的一瞬間。醫學上，這叫射精不可抑制階段。

性高潮是快感的巔峰狀態，有一五%至一七%的男性會出現肛門有節律的收縮，也是性高潮的表現，雖然沒有射精，維持時間比射精稍微長一些。無精液射出的性高潮，丁丁和會陰部依然會出現有節律性的收縮，這種情況多在一夜數次時的最後一次發生，因為精液儲備已經消耗殆盡，無精可射。還有一種觀點，認為男性有心理性性高潮，沒有射精動作，沒有丁丁和會陰部肌肉收縮。

前列腺高潮也是性高潮的一種，前列腺和會陰部肌肉出現有節律的收縮，妙不可言。

前年春季在門診，接診一名三十歲男性，白領，西裝革履把自己打扮得很有精神，開始敘述病情了，頓時頹廢，本該鬱鬱蔥蔥的時節，我看到的卻是滿樹的禿枝椏。

他的症狀：丁丁勃起功能正常，和女友在一起總是有求必應，但沒有快感，**忙活了半小時也毫無射意，最後靠手淫才完成射精**，而且手淫帶來的快感遠遠超過活塞運動。

這種情況在醫學上叫性高潮缺失症，以前以為是女性的專利，其實男性也有。

男性性高潮缺失症的原因如下：

・少部分手淫發燒友無節制、無章法的手淫，造成射精中樞紊亂，建立了一套錯誤的反射機制。

- 年齡因素，多見於老年男性，睪丸功能減退，雄激素分泌減少，神經反射和敏感性減退。
- 器質性因素，譬如包莖、包皮過長，使龜頭在活塞運動時不能充分享受摩擦的感覺；前列腺炎、精囊腺炎、附睪炎、睪丸炎也會導致快感缺失。
- 身體合併其他疾病，譬如糖尿病、慢性腎病等，經常性趣索然。
- 服用鎮靜劑、催眠藥和抗過敏藥，也會影響性神經的敏感性。

我告訴病人：「你的丁丁硬度足夠，射精的快感不如手淫，說明你的性功能很正常，性愛方式不對。治療比較簡單，給我聽好了。減少手淫次數，與伴侶多進行實戰演習。時間足夠長的前戲能夠改善症狀，必須走完擁抱—接吻—撫摸性敏感區—進入生殖器的四部曲。你似乎很憂鬱，憂鬱不但導致勇氣缺乏，有時也會導致判斷力的缺乏。性很美好，對你來說，克服心理障礙，反覆進行『真槍實彈』的性行為訓練是治療性高潮缺失症的關鍵！」

三個月後複診，病人痊癒。

2 懸空感、觸電感、片刻失憶，感心動耳

對女人而言，最重要的是有多少時間點燃自己的慾望，
而男人，往往更在意性行為本身。

在幾個網路醫療諮詢平臺上，我把諮詢價位定到了最高，六百至八百人民幣一單諮詢，不是完全為了收入提成，而是想遮罩掉一部分提簡單問題的病人，但依然絡繹不絕的接到相關諮詢，問得最多的問題是：「**怎麼判斷女性是不是到了性高潮？**」太多的年輕男性有太多的困惑，希望跳出混沌，回到清明之境。其實女性也有同樣的困惑：「**我的那種快感，究竟算不算性高潮？**」女性性高潮，似琴如瑟，有意無意的撥弄著記憶，讓你思索讓你追尋。

男人活在空間裡，女人活在時間裡。著名性學家西爾萬．米蒙說得好：「對女人而言，最重要的不是性行為本身，而是她處於哪種氛圍，有多少時間來慢慢點燃自己的慾望？而男人呢？往往更在意性行為本身。」

女性性高潮，用八個字來形容：兔起鶻落，稍縱即逝。

在各種關於女性性高潮的調查中，不同的性學家對女性性高潮的持續時間有不同的統計

結果，目前趨於一致：十八至二十秒，比男性長一些。不少女性還有一個缺點，為了表示對男性辛勤耕耘的獎賞，假裝高潮。

女性到達性高潮有哪些表現呢？性學家總結出了以下幾條：

- 陰道靠近外面三分之一處擴大，骨盆、骨盆盆底肌肉群、肛門括約肌出現有節律的收縮，三至十五次不等，**每隔〇・八秒收縮一次，持續二至四秒**。並非每個女人都會出現收縮，這也是男人一臉懵懂的原因之一。
- **呼吸**、**心率加快**，增加兩倍以上，即使黑咕隆咚，也感受得到。
- 類似於肌肉痙攣一樣的**肌肉強直，持續時間很短，然後癱如爛泥**。
- 血壓升高，比正常高出三分之一。

最後這條有點坑爹，誰會在如此美妙時刻為伴侶綁上血壓計？血液重新分配，體內血液驟然流向體表，達到性高潮的女性滿面潮紅、乳頭變硬、勃起。這條也有些含混不清，似乎前戲也有如此表現？不同凡響的叫床，反正與沒有達到高潮的叫床聲有差異。

其實我們更應該遵從女人的感受，譬如懸空感、觸電感、片刻失憶。

另外一個有趣的問題來了，怎麼去判斷女性是假裝高潮呢？

- 機械呻吟，沒有一浪高過一浪的推進感。
- 整個性愛過程中都表現出呼吸平穩、心跳平穩（當然大都比平時稍快）。
- 面不改色，沒有出現面部潮紅等變化。
- 性愛**結束後沉默是金**，沒有與男性繼續交談和溫存一會的慾望。
- **性愛結束後直奔廁所**，達到性高潮的女性幾乎都會在床上小寐一會才能恢復體力，直奔廁所可以肯定她沒有高潮。
- 性愛過程中一**直睜著眼睛的肯定沒有高潮**，因為達到性高潮的時刻，九九%的女性都閉上了眼睛。

關於女性性高潮的調查很多，其中最負盛名的調查來源於二〇〇三年十一月中國人民大學公布的調查資料。調查發現，中國女性仍然是「第二性」，處於一種「性屈從」的地位，以資料為證：

「男性首先要求過性生活的占六一．三％，而**女性首先提出的僅占三．八％**；四一．一％的女性曾在性生活中假裝達到性高潮，比男性多九個百分點；曾經在自己不情願的情況下不得不過性生活的妻子占四〇・四%，而在丈夫中僅占二五・二%。更有甚者，曾經被迫過性生活的女性達到二五%之多，男性只有八%。與此相應，女性在性生活中遇到的最大障礙不是陰道潤滑不足（三・一%）、性交疼痛（四・四%），也非性生活無快樂（一〇・三%）、性生活無高潮（一一・六%），而是對性生活不感興趣（二四%），**一直對性生活有興趣的女性僅占一九・一%**。」

這是一個令人震驚的發現：對八〇%以上的中國女性來說，過性生活並不完全是出於自己感興趣，而是出於義務、滿足對方、維持關係等性之外的原因。

而這次在網上進行的中國女性調查，儘管調查對象一大部分為受過高等教育的年輕女性，在自慰率、性高潮等方面均有著令人欣慰的表現，但面對「自己不願意，而對方要求」的情況時，仍有四六・七%的調查物件選擇了順從與敷衍了事。調查小組表示：「除了文學領域外，中國女性的性革命尚未到來，性屈從仍是中國女性的共同命運。」

性學家李銀河對此發表評論：「性高潮仍然是一個衡量性生活品質的硬性指標，我在調查時發現，不少女性不僅沒有性高潮，而且對此處之泰然。當這一現象比較普遍時，就說明這個社會對男女實行雙重道德。」換句話說，八〇%的中國女性無性高潮體驗，太悲劇了。

近十幾年來，隨著性科普的不斷深入，喚醒了更多女性沉睡中的慾望，女性性愛的滿意率大幅度上升。二〇一六年十一月，中國性學專家馬曉年教授公布了《二〇一六中國女性性福白皮書》，認為性生活在親密關係中有重要作用的女性高達九八%，遺憾的是，依然有超過五〇%的女性不能經常體會到性生活的快樂，近四〇%的女性對自己的性生活不甚滿意。

3 打開妹子身心歡愉的三個閥門

游泳可以鍛鍊大腿肌肉和骨盆盆底肌肉群，
更有耐力的進行各種姿勢，而骨盆盆底肌肉群在高潮中是關鍵。

女性性高潮的祕密究竟是什麼？透過醫生、性學家的研究，現在基本得到公認的、能夠打開女性性高潮的開關閥門有三個。

陰蒂，富含神經末梢，位於兩側小陰唇上端，是人類唯一與性慾激發和性感受有關的器官，唯一的生理功能就是激發女性的性慾和快感。

陰蒂具有八千多根神經末梢，密度要比周圍組織或**男性龜頭高六到十倍**。

陰蒂的形狀：圓柱狀的小器官，由頭、體和腳構成，有包皮包裹。

陰蒂的大小，近似長橢圓球狀的陰蒂頭部長度為六至八毫米，寬度為四至五毫米，陰蒂頭部與體部平均長度為二．五公分，陰蒂腳部長達九公分。

男人刺激陰蒂的訣竅：輕柔、畫圈式的撫摸陰蒂周圍，然後集中到陰蒂頭，接著長時間的吮吸陰蒂頭，是激發愛液分泌和陰蒂高潮的好辦法。

再說說G點，關於G點的說法莫衷一是，**有些女性有，有些女性沒有**，是女體中特別神祕的部位。一般來說，尋找G點就是把中指伸進陰道，第二關節彎曲的地方是G點，位於陰道前壁，摸起來有些粗糙。最先發現G點的是德國醫生Ernest Grafenberg，遂以他姓氏首字母G來命名。在日本，名古屋市立大學的渡仲三名譽教授，初次用電子顯微鏡發現G點部分有知覺神經。有越來越多關於G點的爭論，性學家和醫生們越來越傾向於G點不是類似陰蒂頭的一個小豆豆，而是位於陰道前壁的一片區域，更靠近尿道後壁，G點毗鄰尿道旁腺或者尿道旁腺乾脆構成G點的一部分，足夠的性刺激可以**誘發尿道旁腺射液**，就是所謂潮吹。

事實上，更多的實踐證明，男性親吻女性的陰蒂，是女性覺得很爽的時刻，但只是親吻陰蒂頭（clitoris），並不足以誘發女性潮吹，必須耐心而長時間的吮吸陰蒂頭、陰蒂體，潮吹才會出現。既然液體是尿道旁腺分泌的，更證實了一種說法：陰道高潮（G點高潮）是陰蒂高潮的馬甲。

潮吹對女性來說，是一種很美妙的體驗，並不完全等同性高潮。女性的陰道高潮很容易達到，怎麼達到陰道高潮和混合高潮呢？

- **必須充分前戲**，慾火焚身時才將手指伸入陰道，而在女性性興奮沒有充分調動起來時，沒有幾個女性願意臭男人的手指在自己的隱私部位瞎折騰，會帶來疼痛和心理不適。

• 手指伸進陰道前壁，第二指關節彎曲的地方大抵就是G點區域，摸上去的感覺像橘子皮，觸碰G點時，女性會有各種不同的反應，起初也許感到有點不舒服，**甚至想排尿**，但忍一忍就過去了，很快產生快感，快感掠過全身，春風拂面般的舒暢。

• G點刺激的節奏，不同的女性喜歡不同的節奏，有些人喜歡快有些人喜歡慢，所以必須了解女性的身體需求，很多時候，在床上，慢是一種美德。

採用什麼姿勢，這是很多男人的困惑！

• 首推女上男下位的「觀音坐蓮」，方便女性自己找到G點。

• 男性主動的體位有兩個，背向式和推桌式。

• 時間不夠嘴來湊，而誘發女性潮吹的最好辦法，就是用嘴。

• 充分遵循情侶或妻子的意願選擇姿勢。

刺激A點同樣可以讓女人爽起來。A點位於陰道內突起的性感帶，位於G點和子宮頸的中間，在一個比較微妙的位置。馬來西亞的性科學家在做「陰道愛液不足」的研究過程中發現了A點，刺激A點有助於分泌物增加。

除此之外，還有子宮高潮和乳房高潮的說法。

子宮高潮，被稱為深處的高潮，其實與陰道高潮有時難以區分，對多數女性來說，第一次陰莖摩擦到子宮頸，會感到疼痛，隨著快感的深入，疼痛會逐漸減輕，但部分女性會拒絕男性反覆摩擦子宮頸。不同性學專家有不同的統計結果，**大抵一半的女性，刺激子宮頸可以帶來超凡快感，另一半女性會覺得不舒服**，甚至不堪忍受的疼痛。

最適合陰莖摩擦子宮頸的體位，是女上男下位的觀音坐蓮。

乳房高潮，乳房肯定是女性性快感的開關之一，即使是平胸的女性，乳房經過愛撫、親吻後，也會激情洋溢。有一項統計結果：大約二〇%的女性透過單純刺激乳房可以獲得性高潮。男性刺激乳房的祕笈：輕柔的撫摸；由淺入深的親吻、長時間的乳房吮吸。

怎麼去提高女性的性慾呢？

與男性一樣，鍛鍊是最好的春藥，推薦游泳，可以鍛鍊大腿肌肉和骨盆盆底肌肉群，讓這些肌肉收放自如，方便更有體力、更有耐力的進行各種姿勢，而骨盆盆底肌肉群在性高潮中將起到至關重要的作用。

沒有游泳的條件，騎行也行，但**不宜長時間騎行**，壓迫會陰部太久會讓人不舒服。

風靡全球的凱格爾運動，是必需的選擇。配合陰道啞鈴，又叫縮陰啞鈴，可以體會下身傳來的陣陣快感。許多女性的性慾減退與心理有關，譬如肥胖和消瘦，糾正自卑心理的最好運動是舍賓（按：Shaping，指一種形體雕塑的運動方式，臺灣未引入，影片可查網路）。

舍賓由俄羅斯人首創，一九九七年四月落戶北京，隨後雨後春筍一般在全國鋪開。它透過電腦測評分別制訂出適合個體的營養、運動、醫學、心理學等不同的訓練處方，完成從形體美到總體形象美的過程。

舍賓專家有一個誘人的發現：大多數參加舍賓訓練的女性，在訓練半年或一年後，性慾、性快感和性能力有明顯改進或提高。

不想做愛的時候堅決不做，陰道乾澀會導致很多不爽，那玩意要是痛起來，淚漣漣，恨不得喝下一碗孟婆的湯。

心理調節也是提高女性性慾的方法之一，做愛的最高境界是水乳交融，女人曾經有一個誤區，以為各種誇張的叫床是對男人的獎賞，其實不是，做愛時牙齒咬下嘴唇的動作就已經非常銷魂了。與伴侶溝通、彼此都渾然忘我有助於提高性慾。

藥物輔助，女性「威而鋼」氟班色林（按：Flibanserin，臺灣目前尚未進口）是一種選擇性5-羥色胺再吸收抑制劑，對提高女性性慾有確切療效，不過，不像男性威而鋼、犀利士一樣立竿見影，需要服用至少一週之後才有效果。

所謂「性技」：夜讀可紅袖添香，輕吟如高山流水

潮吹可以產生兩種液體，尿液和尿道旁腺分泌的前列腺特異性抗原。

自從我在微博上以男科專家的身分聲名鵲起，幾年未見的老妖來找我切磋技藝了。

除了老了一些，他一點都沒變，五十知天命的年齡了，對女朋友的要求更高，他最欣賞畢淑敏的一段話：「磨礪內心比油飾外表要難得多，猶如水晶與玻璃的區別。我喜歡愛讀書的女人，書不是胭脂，卻會使女人心顏常駐；書不是棍棒，卻會使女人鏗鏘有力；書不是羽毛，卻會使女人飛翔；書不是萬能的，卻會使女人千變萬化。」我訕笑：「兄長有進步。」

性愛如同讀書，挑燈夜讀時，可以紅袖添香；對月輕吟時，如遇高山流水，才是性愛的最高境界。這次是他向我討教經驗了：「聽說女人有潮吹，為什麼我沒有遇見過？」我向他慢慢解釋：「**島國電影裡的潮吹**是不是真實存在，我不敢全盤否定。但是，我可以這樣說，

九九%的潮吹場面不是真正意義上的潮吹，而是刻意為之的女性尿失禁，因為視覺盛宴可以提高賣座率。」

我個人的觀點：

- 獲得潮吹體驗的女性比例並不多，只是少部分。前戲能夠誘發潮吹。
- 潮吹並不完全代表性高潮，有些女性稱潮吹是性高潮的一種，有些女性覺得距離性高潮還差那麼一點點，但感受確實美妙絕倫，是另外一種方式的快感。

迄今，關於潮吹的說法依然眾說紛紜。

歐美國家有很多研究小組對潮吹現象進行了鍥而不捨的研究，都是小樣本，達不到循證醫學的要求，但這些研究提供了一些資料和事實，值得我們關注。

有一組研究很有意思。法國婦科醫生 **Samuel Salama** 選擇了七名自稱能夠潮吹的女性。試驗的第一步，七名女性在性交前提供尿液標本；第二步，性交或者自慰前，超音波檢查膀胱容量，必須保證**膀胱處於排空狀態**；第三步，開始性交或者自慰，在女性自訴快到性高潮時再次進行超音波檢查。

每位女性到達高潮的時間不同，二十五至六十分鐘不等。結果讓人跌破眼鏡，女性快到

性高潮時的超音波檢查發現，七名女性的膀胱都是充盈狀態。這個實在不好解釋，在沒有飲水的情況下，每小時尿量達到三百毫升以上，讓人匪夷所思。七名女性都有潮吹，其中兩名潮吹液體與尿液完全一致，另外的五名，潮吹液體含有ＰＳＡ（前列腺特異性抗原）。

Samuel Salama 的結論：潮吹可以產生兩種液體，尿液和尿道旁腺（女性前列腺）分泌的ＰＳＡ。

關於潮吹的零散研究還在繼續，結論更是莫衷一是。

更多的親力親為者描繪潮吹的場景：

・潮吹肯定不是尿液，潮吹的液體風乾之後，床單往往不會留下汙漬，而尿液，一般有一圈黃色的汙漬。

・潮吹的液體通常是偏白色的，少數是半透明或者透明狀，潮吹肯定不是尿失禁。

而關於女性是否也有前列腺的問題，讓女性潮吹的生理現象變得更加明晰。

男性有前列腺是確鑿無疑的，那麼女性呢？目前泌尿外科界越來越傾向於一種看法，女性也有前列腺。

女性前列腺的最早描述，來自於一六七二年，荷蘭解剖學家 Regnier de Graaf 的描述，一八八〇年，美國婦科專家Skene發現，在尿道口附近的尿道內可見兩個開口，開口近端的黏膜下有腺體組織，類似前列腺，被稱為Skene腺，又稱尿道旁腺。一九八四年Huffman在美國婦產科雜誌上發表論文，詳細敘述了成年女性尿道旁腺及其導管的解剖，之後更多的研究證實，尿道旁腺的胚胎，發生無論在解剖和生理上都與男性的前列腺同功同源。

女性前列腺如果發生慢性炎症或結節性瘤樣增生，導致膀胱頸部狹窄甚至阻塞，從而產生排尿困難、無力、尿頻，夜尿增多及排尿不盡感等症狀。但其真正的發病機制目前存在爭議，命名也較為混亂，如膀胱頸阻塞（vesicle neck obstruction）、膀胱頸肥厚、膀胱頸括約肌硬化、膀胱頸張力過高、甚至歸類於尿道綜合症。

前列腺特異性抗原是目前在男性和女性中，識別正常和病理改變的前列腺組織最常用的標記物，尿道旁腺是主要來源。

所以，**潮吹液體大多數來自尿道旁腺**。

看來，性技巧是決定性愛品質的第一要素。

言簡意賅的總結一下潮吹：

- 潮吹是客觀存在的事實。
- 女性都有潛在潮吹的可能，就要看男性的性技巧了。

幾天後，老妖在微信裡向我豎起大拇指：「謝謝兄弟，我讓女朋友潮吹了。」

「親吻生殖器在情侶或夫妻之間蔚然成風，有哪些注意事項呢？」老妖在微信裡問我。

大多數男性有一種錯誤的認識：女性生殖器比較髒。

真的如此嗎？陰道的內環境呈酸性，含有以乳酸桿菌為主的正常菌群，乳酸桿菌不會造成炎症，反而可以讓陰道的酸鹼度（pH值）處於合適的狀態，抑制有害細菌的入侵和繁殖，並保持陰道內其他細菌（譬如鏈球菌、大腸桿菌、變形桿菌、支原體、衣原體等）的互相制約和平衡，不至於發病。

陰道分泌物，平時量很少，色白，帶黏性，無異味，有子宮頸分泌的黏液、陰道黏膜的滲出液、子宮和陰道脫落的表皮細胞、少量的白血球。

簡而言之，健康女性的陰道是乾淨的，你遇到了有病的陰道，算你晦氣。

消除誤區，男性就可以放心對女性親吻了。親吻時，女性會分泌更多的液體，沒關係，吞咽進胃裡也行。胃酸會殺死細菌，而胃腺分泌的蛋白酶還會將分泌物中少許的蛋白質轉變為肽。

當然，女性陰道分泌物有異味，不要親吻，應該讓女性做陰道分泌物檢查、TCT（新柏氏液基細胞學檢測）、HPV（人類乳突病毒）檢測。如果有陰道炎，及時治療。

至於HPV病毒，在人體內存活時間長，**男性口交時極易感染HPV病毒**。在美國，

ＨＰＶ病毒感染已經成為口咽癌的發病原因之首，而導致ＨＰＶ病毒感染的途徑，大都是因為親吻！

其他的性病病原體感染，梅毒、淋病、非淋、生殖器皰疹，都可以透過口交傳播，而愛滋病，有透過口交傳染的零星報導，但依然缺乏大規模循證醫學證據支持。

女性為男性親吻敏感部位呢？

成年男性的丁丁，尤其是冠狀溝處，也有大量細菌存在，包括黴菌、衣原體、支原體、纖毛菌屬（sneathia）等。要注意的事項如下：

- 親吻前洗澡是男女雙方的基本禮儀。
- 男女雙方，任何一方出現生殖器感染（譬如性傳播疾病、ＨＰＶ感染、包皮炎、陰道炎等），禁止親吻。
- 男女雙方，任何一方有口腔潰瘍、牙齦出血，禁止親吻。

在男女沒有生殖器疾病的情況之下，沒有明確證據表明，親吻會增加愛滋病等疾病的發病概率。

5 男人保持興趣時間與「獵物」掙扎時間成正比

投降越快，失寵越早。

早早把一場戲弄成一床戲，一輩子就是一被子。

關於女性性高潮的討論還在醫學界繼續，正是這些討論，促進了社會的和諧。陰蒂型高潮是大家公認的，但陰道型高潮卻沒有得到公認。

法國婦科醫生 Odile Buisson 有一個著名的結論：陰道前壁與陰蒂存在血脈相連的關係，只刺激陰道而不刺激陰蒂，要達到高潮是不可能的，陰道高潮只是陰蒂高潮的馬甲。

Odile Buisson 的觀點很難駁斥，因為男女性愛時，任何姿勢都難免會摩擦到陰蒂，女性趴著的後入式幾乎不會接觸到陰蒂，但陰蒂也會參與運動過程。

美國 Barry Komisaruk 教授對女性性高潮進行了研究，在女性自慰時，用功能性磁振造影（FMRI）對她們的大腦進行掃描，顯示特定位置的刺激所啟動的相應大腦區域。研究發現，對應陰蒂、子宮頸和陰道刺激的大腦相應區域聚集在一起，只有輕微的重合，像一串葡萄。結論是：陰道高潮是存在的。

我個人的經歷，陰道高潮當然有，只是更需要性愛雙方的努力和性技巧。單純透過手指刺激陰蒂讓女性達到性高潮的例子很多，單純刺激G點呢？經常做的是無用功。不同的女性有不同的性敏感區分布，性敏感指數也各有差異，男人得花時間去了解女人的身體，才能演繹高潮迭起。性愛的幾大原則：

- 必須彼此充分前戲，採取由四周到中間的刺激性敏感區的原則，而**在女性性興奮沒有充分調動起來時，用手指刺激G點的方法並不值得提倡，雙方慾火焚身時才開始活塞運動**，更容易讓女性達到性高潮。
- 不同的女性喜歡不同的節奏，有些喜歡快有些喜歡慢，所以男人不能蠻幹，要根據女性的不同喜好行事。
- 任何一方拒絕性愛，絕對不要強求。
- 做的次數越多越想做，做的次數越少越不想做。

男女關係學啟迪我：男人保持性趣的時間，通常會與獵物掙扎的時間成正比，投降越快，失寵越早。早早把一場戲弄成一床戲，一輩子就是一被子。

一言以蔽之，所有的女同胞們，別讓男人輕易得手！

不同年齡段的女性，也表現出不同的特點。有一組很有趣的二十至三十歲的女性性愛統計資料，一三%每天都在過性生活；三分之一每週超過一次；五〇%以上每週一次；無性一族的比例也不低，一七%！這個年齡段的女性呈現出以下的性慾特點：

- 常處於被動地位，羞於主動索取。
- 性高潮缺乏。
- 困惑自己的表現，假裝高潮。

恰恰是這個年齡段，是性慾和性功能得以充分開發的最佳時期。

三十至四十歲的女性，大都是經產婦（按：指曾生過多於一個孩子，或曾做過人工流產後，再次懷孕的第二次分娩時稱之），擺脫了羞澀階段，性慾強烈，甚至主動索取。女性性慾大抵分為四個等級，有點像女性咪咪的罩杯：

A級（agitation，激動型）：性慾強烈，表現主動。一般是三十至四十歲身體健康、事業順利的經產婦，體型大都豐乳肥臀，性慾旺盛使她們充滿活力，恰恰是A級女人，對性伴侶的要求最高。男人撩A級女人需要技巧，空有猛男的皮囊還不行，除了床上功夫一流，還得學識淵博、幽默風趣。

B級（bomb，炸彈型）：平時安靜如淑女，性慾被點燃時卻盡顯狂野。多數女性屬於B級，她們的激情需要男人開發，講究循序漸進，起初青盈盈於杯側，後來香漫漫於胸前。B級女人最容易出軌，男人要時刻照顧好她們的情緒，不要一味的以為歲月靜好，稍有不慎，歲月靜好到故人凋零、舊影成墟，那真不是好玩的事。

C級（cool，冷漠型）：性愛可有可無。

D級（disgust，厭惡型）：拒絕性愛。

女性的性慾隨著雌激素分泌水準的變化有一個曲線，一般來說，這個變化週期和排卵週期差不多，在一個二十八天的月經週期中，有兩次性慾旺盛期，持續二至四天不等，如下：

- 月經之前的二至四天內。
- 月經結束之後的八至十天。

抓著這兩個時間點，常能獲得美妙的性體驗。但也不絕對，有些女人恰恰在月經期裡性慾最強。

6 撩走「性冷淡」

自慰的女性很少出現性高潮缺乏之症，
鼓勵女性自慰，是治療女性高潮缺乏之症的自慰訓練。

經常有男性跑到門診來向我諮詢：「**為什麼曾經熱情似火的老婆，在生了孩子之後就不願意性愛了呢？**」這是產後性冷淡。

產後性冷淡，幾乎每個產婦都會經歷，平均三個月，有的產婦更長，高達一年以上。因為產後進入哺乳期，內生殖器及外生殖器的恢復需要四至八週。產後由於垂體需要分泌更多促進乳汁分泌的激素，此消彼長，決定女人性趣的雌激素、黃體酮等激素相應分泌減少。激素的影響，導致陰道裡的腺體分泌物減少，譬如前庭大腺、尿道旁腺。此時陰道經常處於一種乾澀狀態，愛愛體驗很差，真要霸王硬上弓，可能會導致陰道損傷。

別妒忌，剛當媽媽的注意力大部分已經轉移到孩子身上，母愛的光輝，照遍神州大地。

怎麼辦呢？

前三個月別折騰她好不好？

男人常常毛手毛腳，萬一你愛愛時使出各種招式，用盡洪荒之力，上面下面齊頭並進，就是與嬰兒搶奶吃。

有個很悲催的現象，丈夫在妻子孕期和哺乳期極易出軌，是性生活的空窗期。除了丈夫有責任心的自律，有一種簡單易行的方式：買一個充氣娃娃，不要太貴、不要會叫床的，丈夫在一邊打飛機，妻子配合著聲情並茂的叫床，想想都心曠神怡。

三個月之後，嘗試恢復正常性生活，妻子的陰道乾澀，買大量的水基潤滑劑。放心吧，男人的努力不會白費，與性慾恢復的哺乳期的妻子做愛，是另外一種盪氣迴腸的愉悅。

有一位三十二歲已婚女性，看了我在微博上的性知識科普，特意找我看病。

她不是很漂亮，卻有一池碧水、一榭春花、一陌楊柳、一窗月光的書卷氣。況且是我的粉絲，我對她的態度似乎更好一些。她的傾訴：孩子兩歲了，已經沒有婚前激情，在借助情趣用品和島國電影的基礎上，偶爾有性高潮，但**平時完全沒有性趣**。她把自己歸類為C級女人，請教是否有服用女性威而鋼的必要。

我和顏悅色的囑咐她：「妳有正常的性高潮，就沒有性冷淡，我說的女性性慾分級水準中的**C級**，是性愛可有可無，C級女人幾乎與性高潮絕緣。」

我呢，經常是一窗、一影、一人、一思考的潑墨而出，理當記錄最科學、最具人文關懷的文字，妳對號入座了，不是我希望看到的結局。性愛時需要借助島國電影或情趣用品，說明妳對高潮有強烈的渴望，渴望得到一切，就可能對一切感到不滿。這是心理因素，得想辦法糾正。

多與老公溝通，一句正確的廢話必須要說，做足前戲。島國電影片和情趣用品都用上了，幹嘛不嘗試口交？幹嘛不嘗試改變性愛場地？廚房、廁所、書房、地板都是好戰場。

在性愛的問題上，妳的老公難辭其咎，估計相處了七至八年，他也沒啥性技巧。「梅須遜雪三分白，雪卻輸梅一段香。」中國還有非常龐大的女性群體，終身沒有達到過一次性高潮，妳是不是比她們厲害多了？

妳目前不需要服用藥物來提高性慾。

當然，妳提到女性威而鋼了，我就科普一下吧。

女性威而鋼，又叫氟班色林，是一款粉紅色的小藥片，它的作用機理是透過拮抗大腦中的5－羥色胺受體，影響5－羥色胺、多巴胺和正腎上腺素等神經遞質，進而調節大腦的獎賞中樞，釋放被壓抑的性趣，與威而鋼倒是相映成趣。氟班色林作用於上半身，威而鋼作用於下半身，好奇妙，男人是用下半身思考的動物。

氟班色林不是用來臨時助興的，它是用來治療一種病：女性性冷淡。

並非所有的女性服用了氟班色林都能得到顯著的效果，不同的文獻有不同的統計結果，有效率在五〇％至七〇％。

氟班色林的缺點：要連續服用，至少一週才開始起效。

氟班色林的副作用：嗜睡、體位性低血壓（按：指因為改變姿勢而突然引起低血壓症狀，例如：突然快速起身，就有可能引起頭暈目眩等症狀），所以在服藥期間嚴禁開車。

另外，氟班色林的價格小貴，在中國還沒有上市，如果妳非要試一下，可以代購。臨床上確實有真實的性冷淡女病人，比例不低，占到了女性的二〇％。女性性冷淡，公認有以下幾個原因：

- 不了解自己的身體。
- 既往性生活不和諧。
- 心理障礙。
- 不良生活習慣，譬如長期抽菸、酗酒、熬夜。
- 夫妻缺乏交流。
- 長期超負荷工作，身心疲憊。
- 對伴侶不滿意。
- 對自己形象不滿意，缺乏自信。

・身體合併其他疾病，造成內分泌功能失調。

醫生診斷這些病人，會先說一些正確的廢話，夫妻多溝通，性生活多配合，做必要的身體檢查。

女性性冷淡稱為性高潮缺乏症，分三級：一級，做愛時有一定程度的愉悅感，並且出現陰道溼潤，但無性高潮；二級，對做愛漠不關心，沒有愉悅感；三級，對做愛極度厭惡。

電影《非誠勿擾》裡有一個相親故事，車曉羞答答的說：「一年一次，如何？」葛優拂袖而去。

大多數女性產後有一定程度的陰道鬆弛、骨盆盆底肌肉鬆弛，不過要相信女性生殖器的自我修復能力，凱格爾運動也可以幫助產婦盡快恢復，要治療性冷淡，首先得克服生活中的焦慮和沮喪，學會做自己的主人。

為數不少的性冷淡的女性，來源於對自己身體的不了解，Kalplan是一名很牛的醫生，他在研究治療男性早洩的性行為訓練方法時，也摸索出一套**治療女性高潮缺乏症的自慰訓練教程**。方法很簡單，僻靜之處，全身放鬆，用手指在會陰部、陰蒂、陰道、子宮頸去尋找自己的性敏感區。

自慰的女性很少出現性高潮缺乏症，鼓勵女性自慰，是治療女性性冷淡的性行為療法。

一些藥物，譬如抗抑鬱藥、利尿劑、降膽固醇類藥物，甚至部分抗生素，有可能會降低性趣，不到萬不得已，盡量少服用這些藥物。

運動是提高性趣的好辦法，慢跑、打羽毛球、爬山、游泳。但在選擇運動項目的時候也得斟酌一下，譬如**長時間騎行、訓練舞蹈和瑜伽動作裡的劈叉，可能導致會陰部麻木**，影響性趣。至於藥物治療，還是選擇氟班色林。

大多數女性，在性慾來襲時，羞於表達自己的性要求，其實行為是一門藝術，可以透過多種方式，告訴伴侶，妳想要了。多數女性的表現：目光羞澀，部分女生欲拒還迎；提前洗澡；主動接觸男生的身體，主動做出親熱動作。

怎麼製造溫馨氛圍呢？

噴一點香水，無須太多；香到不濃不淡，若有若無為最妙。若濃一分，則襲鼻，若淡一分，則無味。

鏤空穿上一件男友的襯衣，足夠性感了。情趣內衣確實對激發男生慾望有幫助，能讓感官上的慾望昇華，不妨一試。

而在性愛過程中，女性不妨大膽一些，驕傲的揚起頭，對著妳的伴侶頤指氣使：我也是有前列腺的俏佳人了，給我口交，還你驚喜！

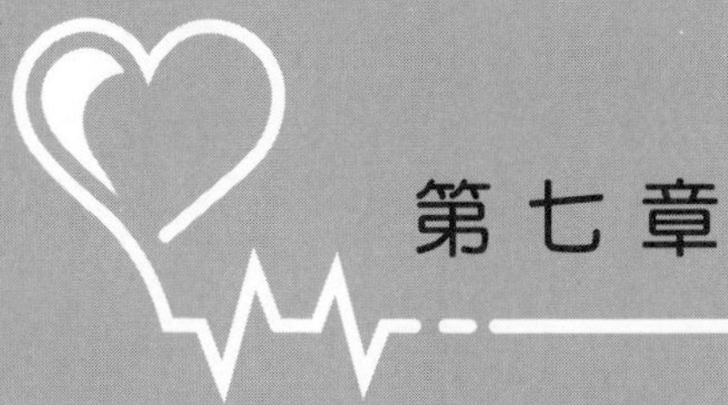

第七章

蛋蛋的哀傷
從來不能淡淡的

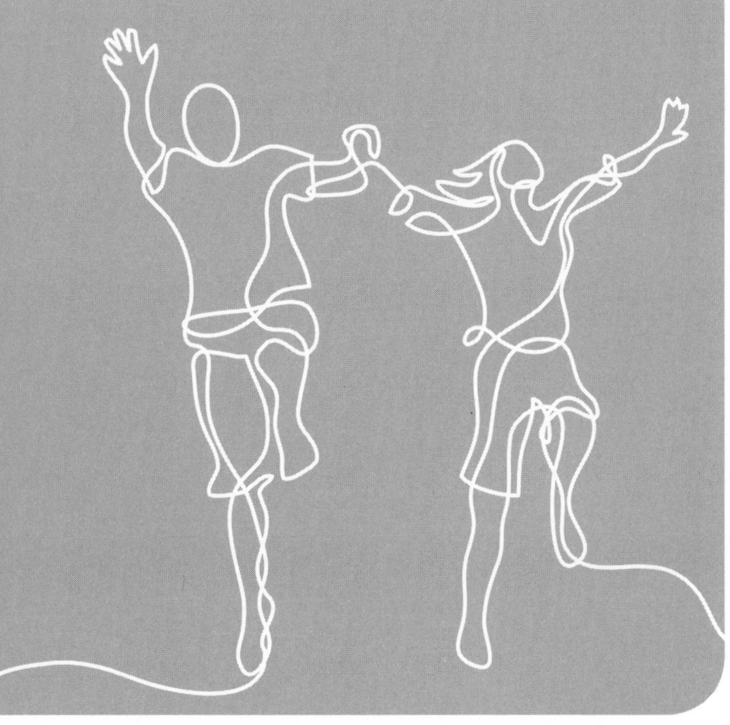

1 誰的歲月沒有蛋疼的時刻

精索靜脈曲張常見於左側，雙側者接近四〇%，而男性不育中，有四〇%的病人合併精索靜脈曲張。

有天門診預約的第一號，我都看了二十多個病人了，他還沒有來。我覺得蹊蹺，特意去查他的年齡，二十二歲，想想這般年齡的小夥子看泌尿外科，是不是有難言之隱？我甚至特意跑到門外去叫病人的名字，沒人應答，門外一位排隊的女病人的手機響了，鈴聲很應景，是劉若英的〈親愛的路人〉，「對的人終於會來到，因為犯的錯夠多」，邊看其他病人邊等他吧。

我一向直覺準確，這一次我錯了。

十點半，他來了，進門對我眨巴眼睛：「下老師，我私信求助過你。」

他是醫學院的學生，目前在醫院實習，在病房處理完所有的住院病人，才跑來就診。距離一下拉近了，有點「朋友啊朋友，你可曾想起了我」的意思，下一句歌詞應該我來接龍：「如果你正承受不幸，請你告訴我。」

他遞過來一堆化驗單及檢查結果，包括精液分析、超音波、彩色超音波，診斷很明確：左側精索靜脈曲張。

「以前我有一個很不好的習慣，我最愛不釋手的東西是雞雞，喜歡折騰自己的蛋蛋。大學畢業後的一個晚上，我躺在床上玩蛋蛋，驚訝的發現自己的雙側蛋蛋居然可以輕易推入腹股溝區，於是對這遊戲樂此不疲。直到定專業之前在普通外科輪轉，方知是外環口過大，是解剖學異常，是一種病，這叫滑蛋，反覆玩容易誘發睪丸扭轉、腹股溝溫度過高影響精子品質，繼續玩蛋，真會完蛋。路要一步一步的走，不要扯著蛋，從此成了我的人生信條。」

我關切的詢問實習生：「有啥症狀？」

「蛋疼！」

精索靜脈曲張的主要臨床表現，是站立時患側陰囊下垂伴墜脹、疼痛，可向同側的腹股溝區、下腹部、腰部、會陰部放射；勞累及長時間行走時加重，休息、平臥後症狀減輕或消失。出現這種情況，建議大家摸蛋，如果摸到附睪腫脹，多為附睪炎；如果摸到蚯蚓狀曲張的蔓狀靜脈團，哇，精索靜脈曲張與你不期而遇。

有一個觸目驚心的事實，精索靜脈曲張的發病率為一〇％至一五％，因為解剖學原因，左側多見，雙側者接近四〇％，而男性不育中有約四〇％的病人合併精索靜脈曲張。

為什麼**精索靜脈曲張會導致男性不育**呢？

簡而言之，精索靜脈曲張使睪丸靜脈回流受阻，血液滯留造成睪丸內部溫度增高，生精小管變性影響精子生成；血液滯留同時影響睪丸的血液迴圈，營養及供血跟不上，精子品質自然受到威脅。最要命的是，兩側睪丸靜脈之間有豐富的吻合支，城門失火殃及池魚啊，左側精索靜脈曲張讓右側睪丸溫度一起升高，左側精索靜脈的毒素及代謝產物一溜煙跑到右側去了，無辜的右側睪丸難逃噩運。

泡溫泉最可怕的不是舒服，而是你明明舒服了還要讓自己熱到虛脫才行；有些白領一族喜歡把筆記型電腦擱在兩腿之間辦公，除了酷炫，兼職殺精。這兩個不好的習慣，奉勸男人們糾正，泡溫泉淺嘗輒止，筆記型電腦規矩的放在桌上行不行？

實習生真的有些鍥而不捨的精神：「精索靜脈曲張應該如何診斷？」

症狀明顯者，體檢即可診斷；症狀不明顯者，需要用佛薩瓦氏試驗：讓病人站立，屏氣使腹壓增加，方便摸到曲張的靜脈。

精索靜脈曲張分為三度：

- Ⅰ度，站立及平靜呼吸時摸不到曲張靜脈，佛薩瓦氏試驗觸及曲張靜脈。
- Ⅱ度，站立時外觀無明顯異常，但可以觸及蚯蚓狀曲張靜脈了，平臥後迅速消失。
- Ⅲ度，陰囊表面蚯蚓狀曲張靜脈一目了然，平臥後消失較慢。

「那還需要哪些輔助檢查呢？」不愧為學醫的實習生，問的每個問題都很專業。精液分析、超音波、彩色超音波、放射性陰囊血池掃描、選擇性腎靜脈，以及精索靜脈造影。這病沒有那麼複雜，不需要把所有檢查一一做完。

精索靜脈曲張的超音波診斷標準：

・平靜呼吸時精索靜脈最大內徑（ＤＲ）大於等於一．八毫米，佛薩瓦氏試驗ＤＲ大於兩毫米。

・佛薩瓦氏試驗陽性，彩色超音波測及血液反流信號且反流持續時間（ＴＲ）大於等於一秒。同時滿足上述標準者診斷為精索靜脈曲張。

「那怎麼治療呢？」我覺得這個實習生有些將我當作他的專業老師了，一個問題接著一個問題。我想這與他空有一腔醫學知識，而沒有實踐經驗有關吧，只好耐心解釋給他聽。

其實，不少專家建議無症狀及症狀輕微者試行非手術治療，包括使用陰囊托袋、局部冷敷、減少同房次數等，以減低睪丸溫度。老實說，我不贊成，甭說褲襠上掛個陰囊托袋比男人貼張衛生棉還彆扭；冷敷陰囊該是多麼難受，我終於明白了「雞凍」的出處；再說讓年富力強的大老爺們禁慾，少一項基本生理需求，悲催得緊。

個人認為，**精液分析正常的精索靜脈曲張病人暫不用手術**，需觀察，每三月複查一次精液分析，稍有異常，需手術；精液異常的病人應毫不猶豫的立即手術。其實我更偏向於，對確診為精索靜脈曲張的青少年病人都施行手術，就是害怕別人指責我醫療過度。

手術方式為精索靜脈高位結紮術，屬於一項操作比較簡單的手術。在大型三甲醫院，腹腔鏡精索靜脈高位結紮術、顯微鏡下手術已經逐漸成為治療精索靜脈曲張的標準術式，尤其是顯微鏡下手術，幾乎可以做到零復發率。

有一組鼓舞人的資料，精索靜脈曲張是導致男性不育中最易糾正的疾病，術後六〇%至八〇%精液改善，二〇%至六〇%可以自然受孕。

實習生忐忑不安的問我：「那我做不做手術？」

我斬釘截鐵：「精索靜脈曲張是進展性疾病，你是II度，雖然你的精液分析尚屬正常，但考慮到畢業後，你還需三年培訓及你捉襟見肘的經濟狀況，結婚恐怕遙遙無期，結論只有一個，做！」

迄今為止，沒有任何一種藥物對根治精索靜脈曲張有效，只是緩解症狀而已。

2 蛋蛋：男人的死穴和生殖之源

陰囊溫度上升至攝氏三十八度就不再生成精子；
溫度上升至攝氏四十度，成熟精子中的蛋白質會凝固壞死。

小曹是北京人，是一個很帥氣的小夥子，有一個很好的習慣：喜歡看書和寫小說。小曹在北京讀的大學，專業是國際貿易，那時的文學青年很時髦，所以他鍥而不捨，或風雅或青澀的文字屢屢自筆端流出，然後小心翼翼的投到雜誌社去。一旦變成泛著淡淡墨香的鉛字，心裡便溢滿了得意和歡喜。

青澀的他習慣安靜，除了寫小說，還喜歡彈吉他，對生活並沒有過高的要求。一首歌、一闋詞、一杯白開水便可度日；握著筆，書滿腔心事；彈著琴弦，唱春花秋月的歌曲。

一場邂逅改變他的命運。二〇〇二年的暑假，小曹到成都旅遊，世間緣聚，宛若天意。在春熙路，小曹偶遇一名俏麗的成都姑娘，於是他的字，以她成詞，每一段句子，都有她楊柳的腰、桃花的容、蓮藕的臂、柳葉的眉。

是的，成都是一座來了就不想離開的城市。

二〇〇五年，小曹大學畢業，作為家中獨子的小曹不顧父母的強烈反對，毅然決然在成都定居，與心愛的姑娘共結連理。

小曹很努力，不到五年，成為成都某家大型企業的中層幹部，也許是太專注於工作，小倆口將生孩子的計畫一拖再拖。不過，小曹早就做了精液分析，一切正常。

轉眼十年過去了，不能再拖了，再拖下去，妻子就成為高齡產婦了。高齡產婦，是指年齡在三十五歲以上的產婦，或受孕時三十四歲以上的產婦。一般來說，高齡產婦發生胎兒宮內發育遲緩和早產的概率較大。

可是，連續一年的「封山育林」，妻子沒有懷上。雙方父母更是著急，把小倆口的心態都摧殘成陳年舊貨了。

這個時候才去醫院檢查，檢查的結果讓小曹澈底崩潰：弱精症。

什麼是弱精症？先看看二〇一〇年，WHO（世界衛生組織）頒布的第五版《人類精液實驗室檢驗手冊》中，**精液分析的幾個重要指標**。

- 精液量：一般為二至六毫升。
- 酸鹼值：精液的酸鹼值呈弱鹼性，介於七．二至八．〇。
- 精液液化時間：室溫下六十分鐘內，一般不超過十五分鐘。

・精子數量：正常值標準為每毫升精液中的精子數量，超過一千五百萬，再乘以精液總量為精子總數，精子總數超過三千九百萬為正常。

・精子活力：正常標準，前向運動精子（PR）大於或等於三二％，或者前向運動精子加上非前向運動的精子（NP）大於或等於四〇％。

・正常形態：大於或等於四％就算正常了。

許多男性在體檢時發現畸形率如此之高，各種憂心如焚，其實沒有必要，大多數成年男性，畸形精子百分比在九〇％以上。

弱精症，就是精子數量、精子活力和精子形態達不到正常標準。

在門診，小曹將檢驗報告交給我，忐忑的問：「幾年前我的精液分析結果正常，為什麼現在一落千丈了呢？」

這得好好尋找原因了。

工業的高速發展，讓霧霾成為困擾中國的一大難題，在天府之國的中心成都，曾有投資額在數十萬到數百萬人民幣的汙染企業。而**霧霾中的重金屬**顆粒對睪丸的生精功能傷害很大，會延緩生精週期及精子在附睪裡的獲能過程，影響精子品質。男性不育的發病率逐年增高，與霧霾脫不了關係。

所幸的是，在國家的高壓政策之下，霧霾問題已經逐漸得到控制。譬如在成都，兩年之間關閉數以千計的汙染企業。

在全球範圍內，男性精子品質也呈逐年下降的趨勢，世界衛生組織數次修訂精子品質正常的標準，夠悲劇了吧？

其他的原因呢？

生殖系統感染，譬如附睪炎、睪丸炎、前列腺炎、精囊腺炎可以降低精子的活力和運動能力，精索靜脈曲張的病人也是弱精症的高發人群。

小曹沒有這些疾病，得從生活習慣繼續尋找原因。可以肯定對精子品質有影響的因素：吸菸酗酒。

小曹搖頭：「我從來不抽菸，為了應酬，偶爾會喝一點酒。」我同情的看著小曹：「經常吸二手菸嗎？」小曹點頭，**遭受使人沉默，無知方能聒噪**（按：經歷的事情多，就懂沉默是金的道理，所以不願多說。而無知的人才會信口開河）。

吸菸對精子品質的危害表現在三個方面：香菸中的尼古丁、焦油、一氧化碳等有害物質，會透過血液進入人體，殺滅男性體內正常的精子，大大降低精子數量。尼古丁會使男性精子的活性驟降，阻礙精子的正常生長、發育，造成精子品質下降。生育期和妻子孕期還吸菸的男士，不僅會禍及家人健康，也會增加妻子腹中胎兒的畸形率。

而**酗酒會使睪酮水準降低**，並降低精子的品質和數量，酒精通過引起性腺中毒，嚴重損害睪丸間質細胞，抑制睪酮的合成，引起血清睪酮降低，從而引起性慾減退、精子畸形，導致男性不育。

不良飲食習慣也是造成弱精症的原因之一。

小曹很著急：「我平時喜歡喝可樂、吃芹菜，網路上盛傳殺精，是不是真的？」

我告訴小曹：「可樂殺精、芹菜抑精是不折不扣的謠言，甚至在世界範圍內，謠言也流傳甚廣，因為謠言是一支憑著推測、猜疑和臆想吹響的笛子。」

最有影響的一項結果是丹麥醫生 **Tina Kold Jensen** 長達五年的研究：對兩千五百五十四名年輕男子的精子品質，以及咖啡因的攝入情況進行調查，每天飲用咖啡（咖啡因小於八百毫克）、每天飲用兩瓶可樂（一千毫升），對精子品質沒有任何影響。

芹菜抑精的相關論文我也看過，有美國和泰國的，國內某著名大學以小白鼠作為試驗物件，做了兩次研究，結論居然大相徑庭：「目前，並沒有確切的依據表明在人類的常用食物中有殺精作用的，所以可以放心的大快朵頤。」

小曹追問：「玩手機會影響精子品質嗎？」

網路上、各種科普書裡，充斥著大量手機輻射影響精子品質的消息，這也是一個謠言，甚至部分泌尿外科醫生也堅信手機輻射會殺精，必須為小曹科普一下。

玩手機時，手機輻射會影響精子品質，是一條不折不扣的謠言。多數泌尿外科醫生，迄今依然堅信手機輻射影響精子品質。以「手機、精子」作為關鍵字百度，搜索到相關結果三百零二萬則，九五%的文章認定手機輻射是荼毒精子的隱形殺手。

以色列理工學院教授瑪爾塔・迪恩費爾德，對一百零六名到生育診所就診的男性進行為期一年的跟蹤研究，結果是：每天用手機打電話超過一小時的男性，出現精子品質低下的概率會翻倍，而那些用正在充電的手機打電話的男性，出現問題的可能性也會翻倍。

中國同樣的研究來自武漢大學醫學院某教授，得出的結論如出一轍。

起初我也信了，後來與通信領域的專家討論，並虛心請教，這些所謂的手機輻射影響精子品質的論文，出自一些品質可疑的刊物。

隔行如隔山，醫生對電磁波輻射的概念基本上算是文盲。

輻射波長越短，攜帶的能量越高。X光之所以能損傷細胞和組織，是因為波長極短，只有一根人類頭髮直徑的百萬分之一。與此相比，手機信號電磁波的波長較長（根據手機信號頻率的不同而有較大差異），只有很少的能量，不足以造成身體細胞的任何損害。

如果說手機對精子品質有損害，有一種情況不能忽視，就是部分手機會發熱，尤其是Android系統的手機，發熱的手機放在褲子的口袋裡，毗鄰的陰囊溫度會升高。而生精需要的環境：陰囊溫度必須比正常體溫低攝氏一至二度。**陰囊溫度上升至攝氏三十八度就不再生**

成精子；溫度上升至攝氏四十度，成熟精子中的蛋白質會凝固壞死，像一個生雞蛋被煮熟。

所以，男人們大可放心玩手機，手機輻射不會對精子品質造成任何影響。但是，不要把發燙的手機放進褲子的口袋內，避免造成陰囊溫度升高。

追本溯源，小曹有個很不好的習慣：中午因為加班，經常在公司叫外賣。有一個鮮為人知的事實，**礦泉水瓶和外賣塑膠飯盒中的塑化劑，已經成為殺精的重要因素**，尤其是外賣，**用微波爐加熱讓這種傷害雪上加霜**。所以，對備孕期的成年男性來說，應該盡量不叫外賣。

我給小曹的建議：

- 食物療法：鋅、硒等微量元素、精氨酸、維生素E對精液品質至關重要，而鋅廣泛存在於動物的內臟、海產中，豆製品、花生富含維生素E，所以平時應該多吃動物的內臟、海帶、海鮮、魚類、豆製品。
- 口服勃銳精（按：Proxeed，治療男性少精、弱精、無精中，較為常見的口服類藥物）：勃銳精的有效成分是左旋肉鹼和乙醯左旋肉鹼，能夠顯著提高精子品質，服用三個月後再複查兩到三次精液分析。
- 前兩年，據美國印第安那大學布魯明頓分校的Tierney Lorenz的研究成果，增加性愛次數可以提高受孕概率，相關論文發表在《生育與不育》（Fertility and Sterility）和《生理與行為》（Physiology and Behavior）上。所以，你不要拘泥中國式的「封山育林」，在力所能及的情況下，盡量增加性愛頻率，每週兩到三次。

- 戒酒、避免抽二手菸、不要熬夜是一種必要措施。
- 避免長時間泡溫泉、騎車、穿緊身褲，給陰囊一個清涼環境。精子生長的過程需要低溫，陰囊是睪丸的「溫度調節器」，當環境溫度比體溫低攝氏一至二度時，它才能順利產生精子。

七個月之後，小曹的妻子成功懷孕。

去年十月，小曹的妻子順利分娩一個約四・四二公斤的男孩，當天，小曹在微信裡寫下了一段詩情畫意的文字：「產房外的老榕樹沐雨而立，枝繁葉茂，風過，簌簌搖曳，我要告訴全世界一個好消息：我終於當上爸爸了。」

3 保護精子從保衛睪丸開始

睪丸損傷的臨床表現：會陰部疼痛，伴隨噁心、嘔吐，疼痛會放射到腹部、腰部，有二〇％的病人導致疼痛性休克。

二〇一五年跨年夜，我在成都外雙楠的米蘭咖啡，邀約一幫朋友。原本與自己毫不相干的大雪、木屋、青樹、馴鹿、雪橇、聖誕老人，因為跨年夜及剛剛過去的聖誕節的背景，逐漸生動起來，以節日的名義快樂一次。一夜喧囂之後，成都的冬天依然霧霾深重，一些脫盡木葉的樹，光禿著，疏影橫斜。

打開手機，微信裡有報紙及網站的約稿資訊：著名電視媒體人張某睪丸受傷，卞先生是否科普一次？二〇一六年的第一天讓我談「雞飛蛋打」不吉利，簡單的瀏覽張某的微博，決定擇日再寫。

張某的長微博更新到了第二季，病情也逐漸清晰，雖然一樣的眼睛有不一樣的看法，一樣的耳朵有不一樣的聽法，一樣的嘴巴有不一樣的說法，一樣的心有不一樣的想法，但我用腳指頭想也能揣測出他的第三、四季。好吧，唯有如此，一樣的人生才有不一樣的哀愁。

張某的受傷源於二〇一五年十二月二十六日，夜間十點半參加消防戰士滑竿訓練項目，睪丸緊貼滑竿，造成睪丸閉合性損傷。

這病常見嗎？不常見。扳著指頭細數由我經治的睪丸損傷，二十年來，開放性加閉合性損傷經過手術治療的才四例，張某真的運氣不好，但又何嘗不是來年風調雨順的標誌，因為步子要慢著跨了，免得扯著蛋。

睪丸位於陰囊內，左右各一，產生精子及分泌男性激素。睪丸的外形呈稍扁的卵圓形，表面光滑。可分內、外側面，前、後緣和上、下端。前緣游離，後緣有血管、神經和淋巴管出入，與附睪和輸精管的起始段相連接。睪丸的表面有一層堅厚的結締組織膜，稱為白膜。沿睪丸後上緣，白膜向睪丸內突入，形成睪丸縱隔。睪丸縱隔又向睪丸實質內發出許多放射狀的睪丸小隔，將睪丸實質分隔成許多睪丸小葉。睪丸損傷的原因簡單歸納為八個字：腳踢、手抓、擠壓、騎跨。導致張某受傷的原因是啥？擠壓兼騎跨。

門診偶爾會見到輕微睪丸損傷（挫傷）的病人，他們的描述頗有意思：「一種說不出來的酥麻感傳遍全身，痛並快樂著。」

張某不一樣，他的左側睪丸白膜已經破了，血液不按照規定的通道在睪丸內彌漫，且透過白膜的破口滲出，形成左側睪丸及陰囊血腫。他在微博裡自訴：「一個半小時後自摸，兩個陰囊不一樣大，平日立體充盈的左側陰囊，陡然增大了兩倍半有餘，縱然是後知後覺，也知大事不妙。」這時的張某，開始飽受蛋疼的折磨了。

網路流傳一段話：一個人可以承受四十五 del（疼痛單位）。一個女人生孩子時要承受五十七 del 的痛楚，大概就是碎了二十根骨頭的樣子。然而，一個**男人被踢到蛋，那種痛楚是九千 del**，換算過來，就是同時**分娩一百六十個孩子**，或者**斷三千兩百根骨頭**。

有這麼誇張嗎？答案是否定的，而且上述中的「del」其實應該是 dol，是疼痛的拉丁文單詞 dolor 的縮寫，也是世界上最怪異的科學度量單位，從來沒有得到業界認同。既然一個人能夠忍受的疼痛單位是四十五 dol，那女人分娩及男人蛋疼完全達到非人類級別了，無稽之談，千萬別信。

睪丸損傷的具體臨床表現：會陰部疼痛，伴噁心、嘔吐，疼痛可以放射到腹部、腰部，有二〇%的病人導致疼痛性休克。張某沒有休克，他的疼痛充其量算五星級，估計與婦女分娩時的疼痛差不多，可是這個世界上，從來沒有一個人能夠同時體會蛋疼和分娩的痛苦，這個滋味只有張某清楚。

明確睪丸外傷史、臨床症狀、體檢可以初步明確診斷，但都應該做彩色都卜勒超音波檢查，有助於確診及判斷損傷程度。

半夜的上海灘，張某遭遇了一場尷尬而痛苦的彩色都卜勒超音波檢查，他在微博裡有詳細的描述，結果是有損傷有積血，醫生的解釋語焉不詳。彩色都卜勒超音波檢查終歸還是有局限性，半夜裡的第一次彩色都卜勒超音波，女醫生得出張某有睪丸損傷的結論，但睪丸白膜是否破裂，不詳。按照睪丸損傷的治療原則，做了鎮痛、治療疼痛性休克、止血、預防感染及睪丸損傷的處理，張某回酒店了。

翌日清晨的第二次彩色都卜勒超音波檢查結果，經張某的妙筆生花更具黑色幽默：「左蛋重創，右蛋安詳；血流踴躍，曲折蜿蜒；血腫已出，碎裂不詳。」

最新的睪丸閉合性睪丸損傷的手術適應症：

- 超音波發現一側或雙側睪丸破裂。
- 超音波發現鞘膜腔內中等量以上積血，即使睪丸白膜完整也必須早期手術。

單純陰囊血腫較大者，一般應早期手術探查，如血腫不大，應用超音波嚴密回診。一旦發現血腫增大，立即手術；單純睪丸內血腫，較大者應手術為妥，極小的血腫超音波監視隨診，若血腫逐漸增大則需立即手術；超音波不能肯定診斷，而臨床發現陰囊血腫形成，睪丸不能捫及，即具備手術適應症。

在醫患關係日趨惡劣的當下，醫生把手術的決定權交給了張某，做還是不做？所幸，又延誤了差不多一天，張某被推上了手術臺。**無論何種睪丸損傷，無論採用何種治療方式，術**

後半年都應該密切回診，觀察受傷睪丸形態、大小、質地變化，超音波監測睪丸實質及血流變化情況。睪丸損傷後可能導致睪丸萎縮，萎縮睪丸的血生精小管屏障遭到破壞，引發自身免疫反應，城門失火殃及池魚，累及正常睪丸，造成無精症或免疫性不育。

好在張某準備充裕，四十歲時已經做了精子冷凍。即使在蒼茫的時間裡逃亡，也不會遭遇彈盡糧絕的現實。

張某在第一次超音波檢查時，對女醫生的態度頗多微詞，他意猶未盡的寫道：「如果你是醫生，當你讀到這段時，我想說，病痛之時，你就是病人的全部稻草，你的一個不經意間的溫暖，功德無量。像我這種特別怕死怕疼的性格，是多麼需要你的關懷和鼓勵啊。我們這個社會，種種原因交纏，導致不信任儼然猶如毒瘤，相互傷害著醫患彼此。拔除毒瘤和修復不信任的傷害，需要相當漫長的歲月，可即便如此，還是多點溫暖吧。」

我想那位女醫生一定能夠讀到，並對張某的真誠態度滿懷歉意，其實在寒風凜冽的冬夜，溫暖別人的前提是先溫暖自己。沒有花兒的同意，春天來了；沒有大地的歡迎，雪花落了；醫患關係就是如此不講道理，多一些相互理解，多一些相互鼓勵，沒有雨滴的許可，彩虹也娲娲的來了，像天邊的橋，異常美麗。

「蛋碎了，修補後仍可戰鬥；人活著，盤整後再圖前行。」說得真好，住院一週之後，張某痊癒。

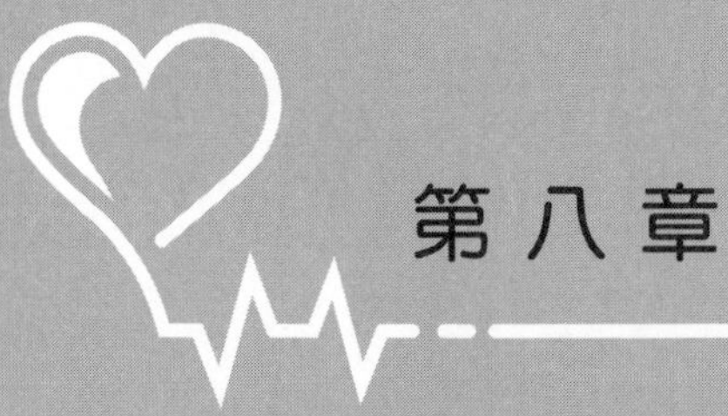

第八章

長在身體裡的石頭

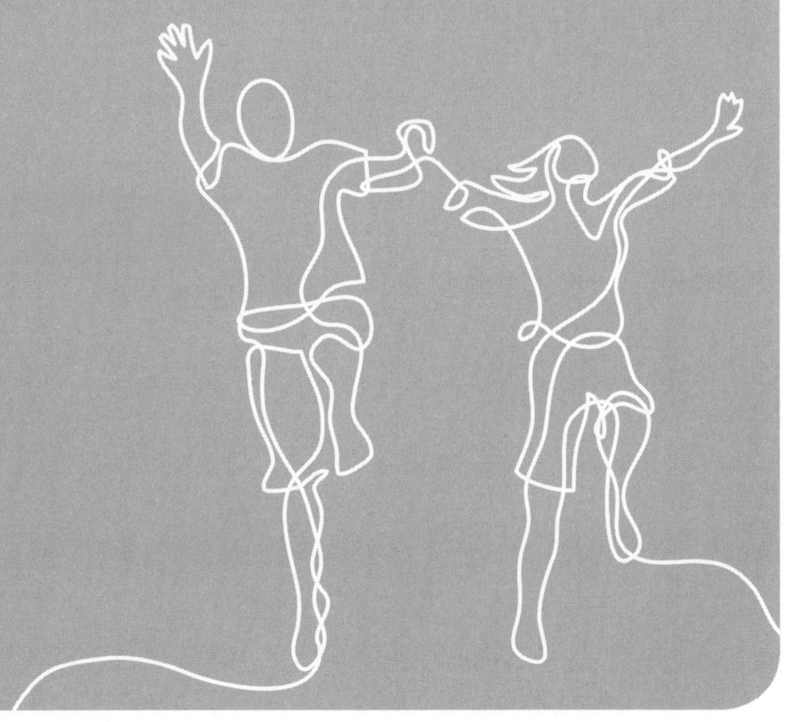

1 篩檢腎結石一定要及時

最近十年，ＣＴ檢查（電腦斷層掃描）是診斷泌尿系統結石最準確的方法。

西元二〇〇五年的十月，醫院某科主任老唐打電話給我，他的親戚體檢發現右腎結石，要我看看。

他說的親戚其實是他兒子的女朋友的媽媽，準親家，五十歲的公務員，姓張。老唐翌日一早帶她來病房的時候，我對她的印象很好，有謙遜及優雅的微笑。

所謂四十不惑，五十而知天命，五十歲對一個女人來說是個很敏感的年齡，外貌上的年華已逝，臨近更年期或者已過更年期，在家裡老公和孩子嫌妳嘮叨，在單位領導和同事嫌妳遲鈍。對鏡梳妝，鏡子裡映出一張枯黃的臉，花白的頭髮及臉上細碎的皺紋，時刻提醒妳歲月的無情，激素分泌的變化有時還顯得妳很神經質，用專業術語來解釋，稱為圍絕經期綜合症（按：又稱更年期綜合症），自律神經功能紊亂伴有神經、心理症狀的症候群，要麼興奮要麼抑鬱。

有經驗的醫生會從五十歲女病人的舉手投足中做出簡單判斷，該病人是否合併圍絕經期綜合症。如果有，醫患溝通時絕對注意措辭，因為這群病人容易產生醫患糾紛。

她的微笑感染了我，一看就是溫婉賢淑、知書達理的人，我親切的叫她張姐。

她的右腎結石是體檢時意外發現的，彩色都卜勒超音波提示結石位於腎盂，約二．五公分乘以三公分，伴輕度腎盂積水，沒有腰痛、血尿等任何症狀。

張姐問：「為什麼我會長腎結石呢？」

我告訴她：「腎結石的形成原因非常複雜，有四個方面：外界環境、個體因素、泌尿系統因素和尿液的成石因素。外界環境由自然環境和社會環境組成，地理位置及氣候條件屬於自然環境，經濟水準及飲食文化屬於社會環境；個體因素指的是種族及遺傳、代謝性疾病等；泌尿系統因素包括腎損傷、泌尿系統阻塞、感染、異物等；上述因素最終導致尿液成分變化，導致腎結石的產生。」

馬上要上手術臺了，我匆匆開了一張入院證，叮囑張姐：「妳的結石不小了，結石繼續長大會引發腎功能的進一步損害。」

一週後，張姐來住院了。

按部就班的進行各項檢查，張姐好奇，幾乎每一項檢查的意義都要追問，耐心解釋能夠消除她心中的疑問。

血液細胞分析、尿液分析、糞便分析（三大分析）是住院病人必須進行的檢查，血液分析、尿液分析有助於對結石成因做一個粗淺判斷，是否合併尿酸鹼值異常，是否合併高鈣血症？甲狀腺功能檢查有助於排除代謝性疾病；泌尿系統X光加靜脈腎盂造影有助於判斷結石大小及分腎功能（左、右側腎功能），是診斷泌尿系統結石的金標準；至於CT平掃，更能檢測出其他影像學檢查遺漏的細小結石，準確率在九五％以上。

很多病人對醫生開具CT檢查診斷泌尿系統結石憤憤不平，其實這是一種誤解。一般來說，病人因為腰痛症狀來泌尿外科就診，醫生體檢後懷疑泌尿系統結石，開出的最常見的檢查是泌尿系統超音波，了解病人是否有結石，是否有腎積水。

但大約有三〇％的泌尿系統結石病人，彩色都卜勒超音波檢查找不到結石。醫生憑藉檢查報告裡的輸尿管擴張或腎積水，推測病人依然是泌尿系統結石，會建議做進一步的檢查，譬如泌尿系統X光加靜脈腎盂造影（IVU）、CT檢查。

超音波方便、經濟，可以了解結石以上尿路的擴張程度，間接了解腎實質和集合系統的情況，同時觀察膀胱和前列腺，尋找結石形成的誘因和併發症。但是，由於受腸道內容物的影響，超音波診斷輸尿管中下段結石的敏感性較低，超音波是泌尿系統結石的首選檢查方法，可以發現七〇％的泌尿系統結石。

泌尿系統X光（腹部X光）也是許多醫生推薦的檢查手段，可以大致確定結石的位置、形態、大小和數量。不過，不同成分的結石在泌尿系統X光上的顯影程度不一樣，依序為：草酸鈣、磷酸鈣、胱氨酸、尿酸鹽結石。**含鈣的結石一般可以找到，胱氨酸、尿酸鹽結石未必就會顯影**，也就是說，部分結石透過泌尿系統X光依然找不到。

靜脈腎盂造影在泌尿系統X光的基礎上進行，了解泌尿系統的解剖，確定結石的位置，發現泌尿系統X光上不能顯示的陰性結石，鑑別X光上可疑的鈣化灶。另外，還可以了解雙側腎臟的功能，確定腎積水程度。

最近十年，CT檢查診斷泌尿系統結石備受推崇，是診斷泌尿系統結石最準確的方法，由於CT掃描不受結石成分、腎功能和呼吸運動的影響，而且CT還能夠同時對所獲取的圖像進行二維及三維重建。因此，能夠檢查出其他分析影像學檢查中容易遺漏的小結石，準確判斷結石大小、位置。增強CT更能反映雙側腎功能的情況。

記住，CT檢查在診斷泌尿系統結石方面往往事半功倍，而且，現在的CT檢查費用也不貴。即使做這麼多的檢查，腎結石的種類及成分依然不能肯定，腎結石是由基質、晶體組成，晶體占其中的九七％，按照晶體的成分將腎結石分為含鈣結石、感染性結石、尿酸結石、胱氨酸結石四大類型。

含鈣結石占了腎結石病人的八〇％，感染性結石、尿酸結石大概各占了一〇％，手術後對取出的結石進行結石成分分析，以明確結石的性質，為預防結石復發提供重要依據。

2 我是老手，但我也是新手

對於直徑〇．七至兩公分的腎結石，並且不合併腎積水和感染者，體外震波碎石術（ESWL）是一線治療。

兩天之後，所有的檢查完畢，張姐沒有合併其他疾病，診斷為右側腎盂結石伴腎盂輕度積水，結石成分不詳。

採用什麼治療方法呢？

體外震波碎石術首當其衝被排除，對於**直徑〇．七至二．〇公分的腎結石，並且不合併腎積水和感染者，體外震波碎石術是一線治療**，張姐結石太大，為二．五公分乘以三公分。開刀，用我做了十餘年、早已駕輕就熟的腎盂切開取石術無疑最保險，缺點是傷口大，病人術後恢復時間長。

其實最佳手術方式是經皮腎造口截石術（按：PCNL，對於患有複雜性腎結石，或無法以體外震波碎石術碎石的病人，由放射診斷科醫師會同泌尿科醫師視病患實際的病情，以透視攝影導引，先以引流管經由穿透皮層進入腎盞、腎盂等腎臟集尿系統；擴張後，再以內視鏡碎石的治療稱之），就是在腰部做一個小切口（〇．五至一．〇公分），人工建立一個操作通道，透過鈥（按：音同火，是一種化學元素。）雷射或氣壓彈道擊碎並取出結石。

可是，我沒有做過這手術。

二〇〇四年，我去昆明參加中華醫學會泌尿外科分會組織，為期一週的經皮腎造口截石術學習班，之後在中國數家頂尖醫院的泌尿外科，全程觀摩十餘臺經皮腎造口截石術手術。對這個手術躍躍欲試很久了。張姐的身體條件太適合做這個手術了，單一腎盂結石、身材中等、無合併疾病，要不要試試？

假如建立操作通道成功，接下來就容易多了，就算不成功，當下改為開刀也來得及。

也許我在選擇手術方式的時候有那麼一點私心雜念，成功以後，會大大鼓舞我做泌尿外科醫生的信心，一鼓作氣再做幾臺，年底還可以申請醫院開展新技術、新業務獎勵。

定了，手術方式採取經皮腎造口截石術。

手術前一天，我在醫生辦公室很慎重的與張姐、張姐的丈夫及女兒進行術前談話。

張姐的丈夫也是公務員，典型的成都粑耳朵（妻管嚴），據他們的女兒爆料，她家是母系氏族，母親是家裡的核心，但凡大事小事，通通由她母親做主。母親不在時由她做主，當然，涉及國家足球衝出亞洲走向世界，或是SARS世紀瘟疫肆虐神州大地等通天大事，還是她爸說了算。

之後在張姐長達八個月的住院時間裡，我甚至都沒有記住張姐丈夫的名字。張姐的丈夫性格極其溫和，他覺得錢放在張姐那裡是最方便的，比存銀行好。他的開銷小，每次跟張姐要錢都十塊、二十塊的，銀行去取十塊、二十塊顯得寒酸，提款機又取不出零錢。

一番寒暄活躍了氣氛，我開始向他們交代術中、術後可能出現的各種併發症——腎穿刺不成功，不能建立有效的操作通道，即使建立了通道，腎實質出血，改行開刀可能發生：鄰近臟器損傷、腎盂穿孔、術中大量沖水造成稀釋性低鈉血症、術後感染及腎周積膿、結石不能取盡，需再次手術等。

張姐的丈夫聽得汗毛豎起，忍不住打斷我的話：「有沒有保險係數更高的手術？」

「有，就是開刀。」

張姐倒是神情自若：「下醫生，你以前做過這手術嗎？」

我坦白：「是我的第一次，但我很有把握。」

張姐的女兒立即對我翻臉：「**你想拿我媽做試驗啊？真是變態！**」

空氣有些凝固，突然憶起余華的一篇小說，描繪一位傷春悲秋的女人，食一條魚，剩下的魚骨完整得像標本。余華的本意，是想透過細節的捕捉來渲染一種變態，心思越縝密，便越是危機四伏。在數家頂尖醫院裡的觀摩學習，見識了教授們的繽紛演出和庖丁解牛般的精湛技術，像是魚的殘骸，絲毫無損的擺在白色的瓷盤。這是最優雅的「變態」，很有情調、品位和風度，我肯定也能做到，只是尚需時日而已。

我回答：「當然不是拿妳媽做試驗，雖然是第一次，但我很有把握。」

張姐照例給我送來一抹熟悉的微笑：「你們都別爭論了，我相信下醫生，我簽字。」

經皮腎造口截石術是一項技術要求很高的操作，需要手術者具有相當的專業技術與經驗，二十世紀一九八〇年代中期開始在歐美一些國家開展，北京、廣州、南京等地的醫院緊跟在後。但是，早期的經皮腎造口截石術，由於手術器械複雜及操作技術繁瑣，手術難度大，併發症多，一度不被泌尿外科醫生所接受。隨著認識的提高與腔鏡設備的改進，一九九八年，廣州醫科大學第一附屬醫院提出中國特色的經皮穿腎取石術（按：Chinese MPCNL，這種手術是為了清除腎臟內或腎盂輸尿管交界面的結石而施行，一般需花二至三小時），透過在技術環節上對傳統經皮腎造口截石術的改良與創新，才在中國逐步推廣。

張姐簽字結束，我便召集醫療團隊為第二天的手術做準備。搬出筆記型電腦，在醫生辦公室裡，一遍又一遍的反覆觀看廣州醫科大學第一附屬醫院泌尿外科，以及昆明醫科大學第二附屬醫院泌尿外科同仁的手術錄影，事無巨細及不厭其煩的交代注意事項，務必保證手術的圓滿成功。

第二天不到六點我就起床了，簡單盥洗，然後步行到醫院。十月的成都秋意正濃，都說秋天蕭瑟，但秋天也是碩果飄香、果實累累的收穫季節，看著馬路邊快樂的舞著太極劍、扭著大秧歌的大姐姐們，我想對張姐說，雖然妳也步入了人生的秋天，但這個季節不正是人生最充實的時光嗎？

七點到病房，我去床旁看了還未被送進手術室的張姐，張姐關切的問我：「這麼早就來了，是不是緊張啊？」我自信滿滿：「我才不緊張，早到是為了手術的萬無一失。」張姐爽朗的笑說：「那就等著白刀子進紅刀子出了。」

八點半，手術準時開始。

第一步，先選擇截石位（按：病人仰臥，雙腿置於腿架上，將臀部移到床邊，能最大限度的暴露會陰，是泌尿外科最常用的體位之一），為張姐在膀胱鏡下留置輸尿管導管，作用是向腎盂內逆向注水造成人工腎積水，使以前的積水變得更大，有利於經皮腎穿刺；注入造影劑使腎盂腎盞顯影，指導X光引導穿刺針；手術中指導腎盂輸尿管的位置；碎石過程中，防止結石進入輸尿管，透過逆向加壓注水，有利於碎石的排出。

第二步，改截石位為側臥位，麻醉師行連續硬膜外麻醉（按：指一種止痛方法，需要以針經腰脊骨之間刺入硬膜外腔，然後透過此針在硬膜外腔置入一條幼細的膠管，透過此膠管注入局部麻醉藥物）。

第三步，改側臥位為俯臥位，在超音波或X光引導下在第十二肋下經皮腎穿刺，穿刺成功後用擴張器鞘順序擴張，順利建立通道後，腎鏡經過工作鞘找到結石，灌注泵一邊注水一邊就可以用鈥雷射碎石了。

當時的手術條件遠遠沒有現在優越，手術室沒有幫助定位的超音波，經皮腎穿刺依靠C形臂X射線（按：一個可以移動的C型臂診斷系統，此系統可用來產生並控制X光，以方便診察各種部位）定位。C形臂還是與骨科主任協調，讓骨科手術室借給我們用一個上午，**我們都沒有穿鉛衣**，張姐遭受多少射線照射，我們也遭受多少射線照射，話說手術團隊的幾個人都沒有小孩呢，**要是這手術以後持續不斷的做下去**，我們會持續不斷的被射線照射，以後會不會男性不育？

那天的手術過程特別順利，經皮腎穿刺及建立操作通道一氣呵成，聽著鈥雷射「噗噗噗」的碎石聲，真有一見鍾情的心動。親愛的結石啊，如果我正好遇見你，沒有翻山越嶺，沒有跋山涉水，只是剛巧遇見你。

一小時之後，張姐的腎盂結石全部取盡，放置雙J管入輸尿管做內支架及放置腎造廔管體外引流，縫合皮膚傷口，手術終於結束了。

送張姐回手術室，張姐對我豎起了大拇指：「好樣的！」

手術成功鼓舞我的士氣，隔了兩天，我又為來自成都飛機公司的一名五十四歲腎盂結石男病人做了一次相同的手術，經過一如張姐一般的順利。

3 背著「黑鍋」行走在刀刃上

醫患交流時，切忌使用肯定語氣，
診療過程充滿未知，學會合理運用模糊詞彙是醫生的必備能力。

術後第七天，我為張姐拔出了腎造瘻管，拆線、換藥，張姐出院了，我叮囑張姐：「妳身體裡還有一根管子沒有拔呢，一個月之後來醫院拔除雙J管。」

提起雙J管，是我刻骨銘心的痛，雙J管俗稱「豬尾巴管」，兩頭軟，蜷曲如豬尾巴，蜷曲部分卡在腎盂及膀胱，避免脫落。大多數腎及輸尿管手術，術後都需要放置雙J管，以保證輸尿管的暢通，防止輸尿管沾黏、阻塞，阻塞可造成腎盂積水及感染等諸多併發症。

二〇〇二年，我做了一例輸尿管良性腫瘤切除，病人是七十三歲的婆婆，出院時反覆叮囑婆婆記得一個月後來醫院拔除雙J管，但是她忘記了。八個月之後在其他醫院做超音波檢查，發現體內還有管子，一家人興師動眾的來找我打官司了。我讓她出示出院證，出院證是實習生寫的，白紙黑字的出院醫囑裡沒有拔除雙J管一項，我自知理虧，趕緊在膀胱鏡檢查室為婆婆拔雙J管，拔出的雙J管因為放置太久，上面長了好多細小結石。

無論我怎樣能言善辯，賠償是肯定的了，賠償金額不多，總共一．八萬人民幣，我承擔其中的三〇％，也就是五千四百人民幣。從此我對實習生三令五申：術後一個月拔除雙J管必須寫在出院醫囑的第一條。現在沒有這個顧慮了，都是數位化電子病歷，絕對不會出錯。

一個月後，張姐嚴格遵守術後醫囑，來醫院拔除了雙J管，順帶還給我捎上一箱蘋果，連道感謝。

張姐拔出雙J管的第二天，我飛回母校，到武漢同濟醫院參加一個為期一週的後腹腔鏡手術學習班。

回成都後，主任告訴我，張姐因為發燒來泌尿外科門診看了兩次，尿液分析提示尿路感染，口服抗生素效果欠佳，目前依然發燒，只是略有好轉，已經做尿培養藥物敏感試驗。

再次見到張姐時，已經是拔除雙J管後的第十天，我理所當然的認為是術後的正常併發症。根據尿培養的結果，選擇頭孢美唑靜脈輸液（按：應用於葡萄球菌、大腸桿菌、克雷白桿菌、擬桿菌等微生物的敏感菌株所致的肺炎、支氣管炎、膽道感染、腹膜炎、泌尿系統感染、子宮及附件感染等），發燒迅速得到了控制，接著行泌尿系統彩色都卜勒超音波及泌尿系統X光檢查，右腎積水，與術前相比變化不大，沒有殘餘結石。

可惜好景不長，停止吊點滴才一天，張姐再次出現發燒，我馬上安排張姐入院。入院後採取聯合用藥，連續吊點滴十天，不幸的是，停藥後依然發燒不止。

我心裡隱隱有不祥之兆，全科討論後安排輸尿管鏡碎石術檢查（按：在半身麻醉或全身麻醉下，將內視鏡經由尿道進入膀胱，經由輸尿管的開口後將內視鏡伸入輸尿管內來觀察輸尿管內有無腫瘤，狹窄或結石等異狀，或使用碎石器械將輸尿管結石震碎），鏡檢很無情的提示：輸尿管開口及輸尿管下段狹窄。

一直和顏悅色的張姐生氣了：「你不是說你很有把握嗎？怎麼把我搞成這個樣子？」張姐的丈夫更是冷言冷語：「一個醫生最大的失敗不是沒有病人信任他，而是信任他的病人覺得自己當初瞎了眼。」

我真的有些無助，想哭，有些哭是假的，就像背景音樂；有些哭是真的，哭出來了，是一口積食（按：積在胃中的食物）。可是我還是哭不出來，張姐目前的糟糕處境，需要我冷靜處理。

這次我聯繫了介入科，在CT下定位，為張姐做第二次手術，腎穿刺造瘻，引出黃白色膿液約一百毫升，倘若不及時穿刺造瘻，日益加重的阻塞兼感染會讓右腎功能丟失。

直至今日，我由衷感謝張姐及張姐的丈夫，除了偶爾發牢騷，沒有對我進行人身攻擊，讓我能夠保持清醒的頭腦，繼續將治療進行下去。

穿刺造瘻一月後，決定為張姐做第三次手術，輸尿管探查，情況比我想像的更加糟糕。輸尿管下段長段狹窄，但沒有預計的細小結石堆積，無奈只能做輸尿管再植，術後我很坦誠而又忐忑，向張姐及張姐的丈夫承認我的經驗不足，應該在張姐出現發燒不久當機立斷採取重新留置雙J管、加強預防感染等措施，也許不至於造成如此嚴重的後果。

這次張姐及張姐的丈夫、女兒不依不饒了，第一次手術是起點，第三次手術就是轉捩點了，以前和睦的醫患關係不復存在，我成了他們眼中的罪人。

在張姐住院的八個月裡，我查閱了大量的臨床資料，並向國內多名泌尿外科教授求教，腎結石行經皮腎造口截石術的病人，**術後出現輸尿管狹窄的比例大概為二%**，與手術操作者無關，與病人本身的體質及身體的合併疾病有關。

我嘗試向張姐解釋，換來的卻是反脣相譏：「你不是說你很有信心嗎？」

是啊，當初為什麼要對張姐用那麼肯定的口吻呢？換位思考，假如我是病人，我也不會接受反覆三次手術的糟糕結果。

那段日子對我是一種煎熬，甚至一度害怕上班，站在手術臺上也失去了以前的自信。每天查房時面對張姐幽怨的眼神，盼望白天趕快過去，也許只有夜晚一床溫暖的棉被和一個好夢，才能夠慰藉每天的不如意。

醫患交流時，切忌使用肯定語氣，診療過程充滿了未知，學會合理運用模糊詞彙是醫生必須具備的能力。

這並不是一起醫療事故，為了早日息事寧人及恢復科室的正常秩序，張姐索賠成功，醫院最終賠償二十萬人民幣。

我並不是個堅強的人，雖說日出東海落西山，愁也一天喜也一天；遇事不鑽牛角尖，人也舒坦心也舒坦。但相當長的時間裡我都沒有舒坦過，我審視自己從事的職業，又沒有賺多少錢，需要那麼拚命嗎？

醫院有醫療事故鑑定委員會，委員會的專家在聽完主管醫生的陳述之後，投票決定該醫生是否為這起「醫療事故」負責。專家來自醫院的不同科室，頗有點「喬太守亂點鴛鴦譜」一般的黑色幽默，考慮到是我的第一例也是醫院的第一例經皮腎造口截石術，而且絕對不是醫療事故，我以微弱多數勝出，沒有要我個人進行賠償。

院長親切的拍打我的肩：「別沮喪，人在河邊走，難免不溼鞋，繼續努力。」

泌尿外科的經皮腎造口截石術叫停了差不多一年，明察秋毫的院長很快為科室購買了更好的先進設備，重整旗鼓的經皮腎造口截石術，在一幫年輕博士的鼓搗下高歌猛進，對可能出現的嚴重併發症做了更周全的預防，再沒有出過一起醫療糾紛。

作為醫院開展經皮腎造口截石術的先行者，我感覺很委屈、很悲壯。在一個已經拆了的酒吧，舉辦一場不存在的演出，唱一首從未被寫出的歌，紀念一個快死心的人。

4 腎結石這樣治療就對了

最基本的泌尿系統超音波及尿液檢查，能掌握結石的位置、數量、大小和型態。

腎結石的診斷及治療原則從此在我心中根深柢固。

腎結石是泌尿外科的常見疾病，差不多占了住院病人的三分之一，腎結石的臨床表現多樣，**最常見的症狀是腰痛和血尿**，部分病人因為尿裡排出了結石來就診，為數不少的病人沒有任何症狀，只**在體檢時偶然發現**。

四〇％至五〇％的病人有腰痛症狀，發生的原因是結石造成腎盂阻塞，腰部鈍痛。結石移動造成腎盂輸尿管連接部或輸尿管急性阻塞，可發展為腎絞痛，腎絞痛是刀割一樣的疼痛，常合併噁心、嘔吐、血壓下降、低熱等症狀。急診外科經常見到此類病人，腎絞痛持續數分鐘或數小時，對症治療後獲得緩解，部分病人可以自行緩解，緩解後毫無症狀，腎絞痛也可呈間歇性發作，部分病人疼痛呈持續性，伴陣發性加重。

血尿常常在腰痛後發生，血尿產生的原因是結石移動，或病人劇烈活動導致結石刺傷腎盂黏膜，約八〇%的病人出現血尿，但大都是鏡下血尿，醫生通常透過尿液分析結果來粗略判斷是否為泌尿系統結石。

腎結石病人來醫院就診，醫生會根據病人的病史、症狀、體徵安排相應的檢查，一般首先選擇泌尿系統超音波及尿液分析。

泌尿系統超音波具有簡便、快捷、經濟、無創的優點，能夠發現兩毫米以上的腎結石，結石在超音波上表現為腎臟集合系統的強回聲光團伴聲影，伴或不伴腎盂腎盞擴張（腎積水）。超音波檢查的不足之處是對輸尿管結石的診斷存在盲區，對腎功能的判斷不夠精確，對腎臟是鈣化灶或是結石的診斷存在一定困難。

特別需要提醒的是，超音波檢查需要病人膀胱處於充盈狀態，也就是漲尿，方便腎、輸尿管、膀胱的成像，在醫生出具檢查單之後，先漲尿做超音波檢查，再去做尿液分析，可以節省看病時間及提高看病效率。

門診偶爾會遇到蠻不講理的病人，年輕男性，右側腰痛，體檢腎區及輸尿管上段走行區叩痛，高度懷疑腎結石。他說話結巴，我建議他做泌尿系統彩色都卜勒超音波及尿液分析，他說：「你開……開……開……。」以為他叫我速開檢查單，剛列印出檢查單，他的後半截話出來了：「開什麼玩笑，又想過度醫療啊？」我只有讓他先做尿液分析，提示血尿，非做彩色都卜勒超音波不可，叮囑他漲尿，他一下就火了：「我才把尿排了，你又喊我漲起，醫德有問題。」我沒有多做申辯，用我的目光如炬迫使他羞愧不已，門診下班了他的彩色都卜勒超音波結果還沒有回來，我固執的等了他半個多小時，他拿著確診為腎結石的報告單，對著我鞠躬：「醫生，對不起。」

有位右側腰痛合併右上腹部疼痛的中年男性病人，工人，估計平時大大咧咧慣了，看病也粗話連篇。我出具了彩色都卜勒超音波檢查的單子，因為腎結石的放射痛也可能延伸到腹部，為了與結石性膽囊炎等膽道疾病相鑑別，在泌尿系統檢查的同時也掃描一下肝膽胰脾。他突然冒了句耳熟能詳的川罵：「錘子。」而後覺得不妥，怯怯的問：「兩個系統的彩色都卜勒超音波合到一起做得多少錢啊？」

我把眼光投向別處，悠悠回答：「兩個錘子。」

兩項最基本的檢查能多了解是否存在結石，結石的位置、數量、大小、形態，是否合併腎盂積水，是否合併尿路感染，醫生根據每一個病人的具體情況選擇最適合的方式，或觀察等待，或體外震波碎石術，或住院行手術治療。

通常認為**直徑小於〇・三公分**，**無積水**、**無泌尿系統阻塞**、**無症狀的腎結石**，**在臨床上叫做「無意義結石」**，患者不一定要取石，六至十二個月檢查一次超音波或X光，觀察一、兩年，若無變化即不會對生活造成影響，**多喝水**、**多運動**，幫助結石自然排出來，這是最好的方式。

體外震波碎石術起始於二十世紀一九八〇年代，為腎結石的治療帶來了革命性的變化，其原理是將液電、壓電、超音波、電磁波等能量，彙聚到一個焦點上，打擊結石，實現不開刀治療腎結石的目的。曾經體外震波碎石術幾乎用於全部腎結石，包括巨大的鹿角形腎結石，逐漸發現了各種併發症，譬如腎被膜下血腫、腎破裂、腎萎縮、碎下的石頭在輸尿管內形成一個長長的腎積膿等。二十多年來，隨著臨床經驗積累及碎石機技術的發展，**第三代碎石機**實現多功能化，具備X光及超音波雙重定位方式，更安全、靈巧、創傷極小、**門診便可進行**，隨做隨走，同時對體外震波碎石術的適應症要求得更嚴格。

對**直徑〇・七至二・〇公分的各種成分的腎結石**，並且不合併腎積水和感染者，**體外震波碎石術可以作為首選治療**，對直徑大於二・〇公分的結石，體外震波碎石術雖然也可以成功碎石，但存在治療次數多、排石週期長、容易發生併發症等缺點，不作為首選治療。

經皮腎造口截石術已經成為一種非常成熟的手術方式，各種腎結石都可以治療，尤其是對於直徑大於二・〇公分的腎結石，更是首選治療措施。

不同醫院設備及技術力量的差異直接決定了治療效果，難怪病人會一窩蜂的湧向大城市的三甲醫院，這種狀況，目前無法改變。

5 別指望在歧途中找到真理

預防泌尿系統結石，可增加液體攝入，就是水，水是最靠譜也是最有效的「藥物」。

二〇〇七年六月，我寫了一篇QQ日誌。

昨天新收的病人，男，三十四歲，今天卻出院了。

病人很憔悴，雙側輸尿管結石並腎功能衰竭，在老家的崇州市人民醫院做了一側的取石手術，岌岌可危的腎功能更是每況越下，懷揣一絲希望來到我們醫院，在八樓走廊的床邊，我搖頭：「沒有辦法，除非腎移植。」

家徒四壁的貧寒，註定了腎移植是一種奢望，一旁的妻子牙關緊咬，雙肩抽搐，終究沒有忍住洶湧的淚。

病人面無表情，無休止的病痛讓他心暮成雪了吧，他只是反覆的做著同一個動作，輕撫妻的髮髻，間或滑入頸間……。這種場景見多了，醫生難免會鐵石心腸起來。

唏噓了幾分鐘，心無旁鶩的去手術室。手術完了，邀約一群人去餐廳吃飯，結束後推開狼藉的盤子，拈一根牙籤，剔牙縫裡的碎肉。

下班後躺床上，記憶在耳邊絮絮叨叨，我突然有些心痛，起身，記錄今天的事。

他和他的妻走了，空氣中依然彌留著他們的氣息。這是一個追悔莫及的故事。

二〇〇四年，我見過這個病人，他是計程車司機，拿著一大疊超音波、泌尿系統X光結果來找我看病。

每間隔三個月到半年的檢查結果大同小異，雙側輸尿管結石伴腎盂積水，隨著時間的增加，積水也不斷增加，雖然進展緩慢。

我叮囑他：「趕快住院手術，把石頭取了，雙側輸尿管結石會毀壞你的腎功能。」

他掀開他的衣服，肚子上的六塊腹肌清晰可見：「我身體這麼棒，沒事。」

他拒絕住院的最重要原因，是妻子沒有工作，一家三口的生活開支需要他晝夜不分的工作。住院，不但花上一大筆錢，還會影響到他的收入。

他迷信各種報紙的偏方，服用了大量廉價的排石中藥，在出現了兩次劇烈的腰痛之後，症狀再也沒有出現過了。而再次出現症狀，已經全身浮腫、貧血，時不時幻聽、抽搐，他甚至沒有意識到，這是雙側輸尿管結石導致的慢性腎功能衰竭（尿毒症），以為是其他疾病。

出院之後的他重新回到崇州市人民醫院，開始每週一次的血液透析。兩個月之後，我在崇州市人民醫院的同行告訴我，他因多重器官衰竭去世。

許多人認為，泌尿系統結石並不是一個非常嚴重的疾病，拖延一下沒有關係。但是，當結石危及腎功能，尤其是雙側泌尿系統結石時，後果不堪設想。

九〇%以上輸尿管結石是繼發性結石，即結石在腎內形成後降入輸尿管，解剖學上輸尿管的三個狹窄部將其分為上、中、下三段。第一個狹窄位於腎盂輸尿管交界處；第二個狹窄位於輸尿管與髂血管的交叉處；第三個狹窄位於輸尿管的膀胱壁內段。此三處狹窄部常為結石停留的部位，在腎盂及腎盂輸尿管連接部起搏細胞的影響下，輸尿管有規律的蠕動，推動尿液注入膀胱，在結石下端無阻塞的情況下，直徑小於或等於〇．四公分的結石約有九〇%可自行降至膀胱隨尿液排出，其他情況多需要醫療干預。

輸尿管結石的臨床表現與腎結石大同小異，主要症狀依然是腰痛、血尿，完整的輸尿管結石診斷包括三個要素：結石自身的診斷，即結石部位、體積、數目、形態、成分等；結石併發症的診斷，即感染、阻塞的程度、腎功能損害等；結石病因的評價。

超音波、泌尿系統X光、靜脈腎盂造影、逆行腎盂造影、CT掃描等影像學檢查是**確診輸尿管結石的主要方法**。

治療輸尿管結石的主要方法有保守治療（藥物治療和溶石治療），體外震波碎石術、輸尿管鏡碎石術、經皮腎鏡碎石術、開放及腹腔鏡手術。保守治療的適應症：

- 結石直徑小於或等於〇．六公分。
- 結石以下無尿路阻塞。
- 結石表面光滑。
- 結石未引起尿路完全阻塞。
- 經皮腎鏡、輸尿管鏡碎石術碎石及體外震波碎石術後的輔助治療。

保守治療的方法：

- 每日飲水三千毫升以上，保持晝夜均衡，這一點很多人難以做到，這意味著半夜也得定鬧鐘起床喝水，但卻是非常有效的方法。
- 雙氯芬酸鈉栓劑肛塞，雙氯芬酸鈉能夠減輕輸尿管水腫、減少疼痛發生風險、促進結石排出。
- 口服受體阻斷劑（按：坦索羅辛〔Tamsulosin〕，可以治療有症狀的良性前列腺肥大症〔BPH〕、慢性前列腺炎，也可以幫助腎結石排出），如服用哈樂（按：用於治療前列腺增生造成的異常排尿症狀，如尿頻、夜尿增多、尿困難等）可使輸尿管平滑肌鬆弛，幫助結石排出。

體外震波碎石術，可使大多數輸尿管結石行原位碎石獲得滿意療效，但由於輸尿管結石往往處於卡住的狀態，周圍缺少一個有利於結石粉碎的自然環境，與同等大小的腎結石相比，粉碎的難度更大，所以有些醫生喜歡將結石推入腎盂後，讓輸尿管結石變成腎結石後再行體外震波碎石術，次數最好控制在三次以內，透過體外震波碎石術對腎損傷及輸尿管損傷後修復時間研究，手術間隔時間必須在七天以上。

門診有許多外院體外震波碎石術後效果欠佳的病例，**碎石次數高於五次、間隔時間很短、連續幾天碎石的不勝枚舉，這多是結石病專科醫院昧著良心幹的壞事**，增加了下一步治療的難度。

直徑小於或等於一公分的上段輸尿管結石，首選體外震波碎石術；直徑大於一公分的上段輸尿管結石，可選擇體外震波碎石術、輸尿管鏡碎石術和經皮腎鏡碎石術；中、下段的輸尿管結石，可選用體外震波碎石術和輸尿管鏡碎石術。

自二十世紀一九八〇年代輸尿管鏡碎石術應用於臨床以來，輸尿管結石的治療發生了根本性的變化，新型小口徑硬性、半硬性、軟性輸尿管，配合超音波碎石、液電碎石（按：特別適用於超音波難以擊碎的碎石）、氣壓彈道碎石、雷射碎石，極大的提高了輸尿管結石微創治療的成功率。

科室年輕的博士小李有一天突發腰痛，痛得死去活來。尿液分析見大量紅血球，泌尿系統超音波提示中上段輸尿管擴張，沒有發現輸尿管結石，綜合考慮為輸尿管結石，估計結石較小，所以沒有發現。大家都建議小李行保守治療，小李強烈要求急診行輸尿管鏡碎石術並放置雙J管，術中果然見到細小結石兩枚。原以為他會休假一週，這小子第二天堅持上班，一週後拔出雙J管，即告痊癒。

痊癒後的小李很驕傲：「解除疼痛最有效的手段就是排出結石，保持輸尿管暢通無阻，都嚴格按照指南辦事，我的疼痛還會持續更長時間。」

小李身為泌尿外科醫生，自然熟諳泌尿系統結石的各種治療方式，但對於素昧平生的普通病人，動輒採用輸尿管鏡碎石術，會不會被扣上過度醫療的帽子？

雙側泌尿系統結石占泌尿系統結石病人的一五％，在治療上，這部分病人應該選用更積極的治療辦法，避免腎功能惡化、出現計程車司機一樣的悲劇。

自發排出的結石、手術取石和體外碎石，排出的結石應該進行結石成分分析，以明確結石的性質，為溶石治療及預防結石復發提供重要依據。國內多數醫院做得並不好，結石病人即使有了分析結果，醫生也未能向病人提供靠譜的預防建議。

市場上所有的腎石通顆粒及排石沖劑，都沒有確切的治療作用，在泌尿系統結石成分都不明確的情況下服用，充其量算是一種安慰劑，還不如大量飲水。**我並不排斥中醫，兩者的區別是**，當中醫告訴病人應該去看西醫時，病人想：「我真的是病了吧。」當西醫告訴病人應該去看中醫時，病人想：「我快要死了吧。」

提供幾條泌尿系統結石的預防措施：

・增加液體攝入，就是水，水是最靠譜也是最有效的「藥物」。尤其是**泌尿系統結石病人，每天水的攝入量保持在四千毫升，尿量保持在兩千毫升以上**，能降低尿路結石成分的過飽和狀態，強烈推薦泌尿系統結石病人購買數位筆式尿比重測量儀，在家裡自行測量尿比重，使尿比重低於一．○一，達到並維持可靠的尿液稀釋度。

・飲食營養講究綜合平衡，避免其中一種營養成分的過度攝入，含鈣結石占了泌尿系統結石病人的八○％。有「專家」鼓吹低鈣飲食，這種觀念必須糾正，低鈣飲食降低了尿鈣的排泄，但負鈣平衡會導致骨質疏鬆，得不償失。

・增加水果及蔬菜攝入。

・增加粗糧及纖維素攝入。

・超重是尿路結石形成裡至關重要的因素之一，維持適度的體重對於泌尿系統結石病人是一種必要措施，簡而言之，減肥。

・多運動，慢跑、打羽毛球是簡單易行的運動方式，能夠促進結石的排出。

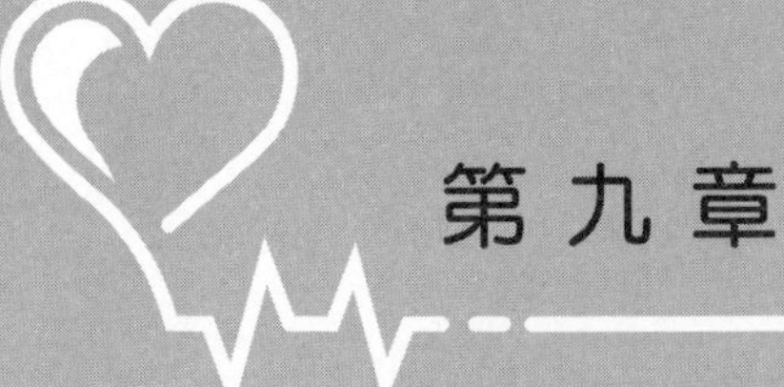

第九章

藏在身體裡倒立的栗子

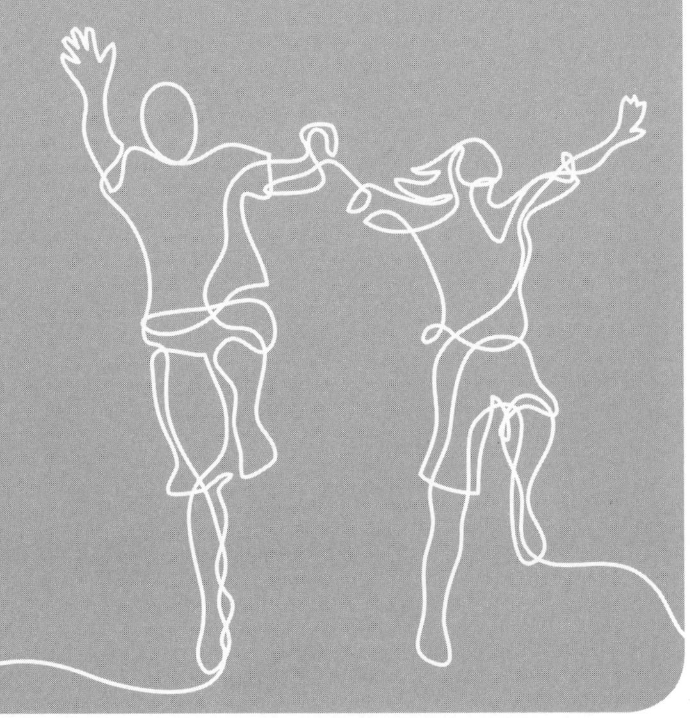

1 不要爽了上面卻痛了下面

前列腺炎是男人揮之不去的痛，
因為必須戒酒、戒辛辣食品。

當醫生有個好處，可以結交三教九流的朋友，應酬機會也多，只要你願意接招，吃遍天下山珍海味。

第一次見中國產科「男神」段濤院長，是在上海，他問我：「下下，你想吃什麼，日本料理、火鍋還是土菜（按：意指用最簡單、最原始方法製作的，最能代表一個地區的民俗民風的菜）？」我不假思索的回答：「土菜。」

一日三餐是必備程序，為身體補充必需的蛋白質、胺基酸、水和電解質，還不能偏食，不然會引發疾病。而患有不同疾病的人，飲食就應更為講究。譬如高血壓，要控制鈉的攝取量，不能吃得太鹹；譬如弱精症，要多吃海帶、海鮮、魚類、動物的肝臟、豆製品，可以讓精液的品質好一些。我是輕度高血壓病人，吃得比較清淡。

段濤院長帶我去吃飯的那家土菜館人氣爆棚，幸好提前預訂座位，不然就得在門外等位置。有一道菜叫肉皮，清淡，入口的感覺極好，我喜歡。

有緣千里來相會，無緣對面擼擼睡。我與段濤院長神交已久，不枉吃飯，不枉此酒，不枉此刻，不枉此行。

成都市是聯合國教科文組織命名的亞洲美食之都之一，吃的東西更多了。

大概是性格原因，朋友們都喜歡約我吃飯，我時常口吐蓮花的下氏語錄是飯桌上的另外一道美味佳餚，所以成都市幾乎所有的豪華餐廳，我都有光顧。不過這些豪華餐廳，對我來說差異不大，沒有認真咀嚼過，因為大部分的時間，都在拚酒。我的高血壓，與胡吃海喝脫不了關係。

還有一點最要命，我吃不了日本菜，去過兩次，味同嚼蠟。說起來我請女友吃飯的方法也沒有什麼特別，但第一次絕對得約到一個格調很高的餐廳，不求最好，只求最貴。之後彼此熟悉了，則是綿綿無絕期的路邊攤和大排檔，我覺得比那些豪華餐廳看似精緻的菜品要好吃。偶爾有朋友訕笑：「山豬兒吃不來細糠。」

最近兩年我學會拒絕了，選擇性參加飯局，尤其是應酬飯。人的年齡逐漸變老，自己的每一分、每一秒都是新鮮的，浪費在口是心非、語焉不詳、人格分裂的人身上，很傻。

酒肉朋友易找，患難知己難覓。實在推託不了的飯局，而**飯局上又有太多陌生人，怎麼辦？**裝性格內向，於是沉默是金，好吃你就多吃點，不好吃多少也要吃點。

吃飯真的要看物件，我有幾個結拜兄弟，經常半夜發招吃夜宵，不去也得去。雖然我在心裡反覆問候他們的祖宗十八代，但坐下了，酒斟上了，也就心安了。知心話在半夜集體爆發，他們構成了我幸福生活的一部分，給予我安全感，讓我有一顆平靜的心，一個平和的心態，一種平淡的活法，滋養出另類的從容和恬淡。

與食慾特別好的人一起吃飯也是一樁人間快事，因為追求美食的人，一般不是壞人。他們有空就畫美食地圖，沒有時間去害人。當然，作為資深直男，我最喜歡與顏值和智慧成正比的美女吃飯，秀色可餐，即使天天都叫外賣。

我最重要的身分是醫生，但凡生病的人，大都食慾不好。我有一個心願：「竭盡全力，讓所有孱弱、卑微的生命，變成一枚枚吃貨，開懷的笑，放聲的哭，然後美好與他們不離不棄，疾病與他們漸行漸遠。」這是我的美好願望，在泌尿外科的諸多疾病中，**前列腺炎（攝護腺炎）是男人心中揮之不去的痛，因為必須戒酒、戒辛辣食品。**

四川人喜歡吃火鍋，幾天不吃就饞得心慌，火鍋油膩、辛辣，是前列腺炎病人的禁忌。而在各類大小不一的飯局中，總有認識或不認識的男人問我：「下老師，我的前列腺最近好像有點問題，飲食方面有啥講究？」飲食方面當然有講究，所謂炎症的定義，具有血管系統的活體組織對損傷因數所發生的防禦反應。具體臨床表現用四個字來形容：紅腫熱痛。

說得再通俗易懂一點，炎症就是組織、器官充血。

鋅也可以間接提高男性性功能，

瘦肉、豬肝、魚類、海鮮等，含鋅量最高的食物是牡蠣。

2 遺忘自己身體導致的惡果

前列腺炎與其他炎症一樣，以前列腺充血為主，伴隨其他症狀，譬如**尿頻尿急尿痛**，**腹股溝區**、**會陰部**、**陰囊區域疼痛**，**尿道外口少許分泌物**。但凡是加重前列腺充血的食物最好不要吃：

- 首先就是酒類，因為酒精會導致全身組織、器官充血，前列腺自然會受到影響，所以患有前列腺炎的病人，戒酒是必然的。
- 導致全身組織、器官充血的辛辣食品。

對前列腺炎病人來說，這是兩條基本禁忌。是不是絕對不能吃呢？也不是。症狀輕微的前列腺炎病人，偶爾小酌一點啤酒也未嘗不可，偶爾大快朵頤一次微辣火鍋也在情理之中。

前列腺炎的症狀及發病過程與心理因素息息相關，不能愉快享受美食，反而可能導致病人的焦慮，加重前列腺炎的病情。至於其他的食物、飲料，放心吃吧。

其實，我們更應該討論**哪些食物對前列腺炎的治療有好處**。

- 基礎研究表明，慢性前列腺炎病人中，銅鋅超氧化物歧化酶含量明顯減少，從而提示氧自由基在本病發病中的重要作用，**維生素C和番茄紅素**有良好的補充銅鋅超氧化物歧化酶的作用，所以病人可以多食用各種蔬菜，尤其是番茄。
- 慢性前列腺炎遷延不癒的原因，部分在於前列腺腺體細胞中鋅的含量不高，提高體內鋅的水準，可以增強抗炎細胞的吞噬功能。

鋅也可以間接提高男性性功能，能維持精子品質，被稱為婚姻和諧素。那麼，哪些食物富含鋅呢？**瘦肉**、**豬肝**、**魚類**、**海鮮**等，其中含鋅量最高的食物是牡蠣。植物性食品的含鋅量與動物性食品不可同日而語，要少得多，但含鋅量高的植物性食品依然值得推薦，譬如豆製品、花生、蘿蔔、大白菜。

但凡男人，個個關心前列腺的護理。前列腺是男性特有的性腺器官，前列腺狀如栗子，底朝上，與膀胱相貼，尖朝下，前面是恥骨聯合，後面靠直腸，前列腺腺體的中間有尿道穿過，那段尿道稱為前列腺部，是後尿道的一部分。所以，前列腺有病，排尿首先受到影響。前列腺是不成對的實質性器官，由腺組織和肌組織構成。前列腺上端橫徑約四公分，垂直徑約三公分，前後徑約二公分。表面包有筋膜鞘，稱為前列腺包膜。前列腺的功能有哪些？

- 前列腺是人體非常少有的、具有內外雙重分泌功能的性分泌腺。作為外分泌腺，前列腺每天分泌約兩毫升前列腺液，構成精液的主要成分，每次射精，占精液成分的五分之一至三分之一；作為內分泌腺，前列腺分泌的激素稱為「前列腺素」。另外含有的蛋白分解酶和纖維蛋白分解酶非常重要，可以提高精子活力，幫助精液液化，讓精子跑得更快、體態更優美，促進受精卵產生。
- 前列腺位於膀胱前方，前列腺液含有高濃度的微量元素鋅，有抵禦細菌的作用，防止泌尿系統感染。
- 前列腺內布滿大量神經末梢，是性敏感區，有一種性高潮叫作前列腺高潮。

為什麼女人沒有前列腺？越來越多的研究表明：女性前列腺是類似於男性前列腺組織結構的尿道周圍腺體，譬如尿道旁腺。九成婦女有這種組織，不少性學專家發現與女性性高潮存在關係，罕見的潮吹估計為女性前列腺分泌，所以深入研究女性前列腺非常有意義。

3 真正的治療就是從靈魂深處搭救

前列腺藥物注射治療，不但可以殺注藥部位的細菌，還可以殺前列腺周圍組織的細菌。

前列腺炎是泌尿外科門診最常見的疾病，大概門診病人的四分之一因為前列腺炎來醫院就診，目前對慢性前列腺炎的發病機制、病理生理學都不完全了解，所以多數泌尿外科醫生對前列腺炎深惡痛絕，治療上也經歷過不少坎坷。

在老家開煤礦的韓奇是我的拜把兄弟，是我的小學、初中同班同學，仗著塊頭大，經常欺負我，讀書時成績不好，連高中都沒有考上，卻獨具商業眼光，待我大學畢業時，他已經富甲一方。

每次我從成都回老家過年，他會帶著我參加各種不同主題、不同人物的聚會，耳邊也充斥著各種關於品牌的討論，譬如LV的斜背包、瑪莎拉蒂的跑車，還有我聞所未聞的一些品牌的名字。

有錢人確實瀟灑，花錢如流水。但是天天輾轉於酒池肉林，身體是遭不住的，有一年夏天，我接到他的電話：「兄弟，救救我。」

我是止不住的幸災樂禍：「你怎麼了？」

電話那頭是可憐巴巴的聲音：「犯前列腺炎了，在重慶幾個醫院折騰了三個月，能用的藥都用了，一點效果沒有，我來成都治療吧，你不把老子治好，我不回去了。」

我頷首稱是：「來吧，沒問題。」

他處理好在老家的一切事務，兩天後來了成都，看著他一同帶來的厚厚一疊檢驗單，我有些頭大。

重慶數家三甲醫院的診斷都一樣：慢性細菌性前列腺炎。前列腺液細菌培養加藥物敏感試驗提示大腸桿菌，且對大多數藥品耐藥。症狀嚴重，尿道口少許分泌物，尿頻尿急，會陰部、腰部脹痛，性功能每況越下。

抗生素治療是最流行的方法，由於不能很好的穿越前列腺包膜進入前列腺腺體組織，治療效果不理想，所以抗生素的選擇必須遵循四大原則：

- 藥物對細菌有較高的敏感性。
- 確定應用的藥物應以高脂溶性、高滲透能力、與血漿蛋白結合率低、離解度高為準。
- 兩種以上並有增效作用的藥物聯合使用。

・為使藥物在前列腺間質中，達到有效濃度及防止尿道感染的發生，提倡超大劑量和超時限（四至十二週）的用藥法。

我選擇兩種符合上述標準的抗生素囑咐韓奇口服，再試一試，他的腦袋搖得像撥浪鼓：「不吃，胃都吃壞了。」

把我逼上絕路了，我說：「那就前列腺藥物注射吧。」

大學畢業不久，我就開始了前列腺腺體內藥物注射治療前列腺炎。當時在超音波下定位，操作起來很繁瑣，做了幾次就偃旗息鼓，因為那時科室沒有超音波機，做一次相當於多科協作，得到醫務處報批、備案。做了幾年的前列腺穿刺活檢及前列腺切除手術後，對解剖爛熟於心，我有足夠信心**不需要超音波定位**，**用手指插入肛門內定位前列腺**，**準確把抗生素注射進腺體內**。

我選擇的抗生素是瑞士產頭孢曲松鈉（按：一種可用於治療，如革蘭氏陽性菌、革蘭氏陰性菌等多種細菌感染的抗生素，包括中耳炎、心內膜炎、腦膜炎、肺炎、骨關節炎、腹腔內感染、皮膚炎、泌尿道感染、淋病和骨盆腔發炎），對韓奇感染的大腸桿菌敏感。

一切準備就緒，韓奇截石位躺在門診手術床上，哀求我：「兄弟，輕點。」

我冷笑：「你不知道我是記仇的人嗎？」

對好朋友的各種治療及手術，我有個最受他們鄙夷的缺點，即極盡調戲之能事，譬如做包皮環切手術，起初用棉籤沾優碘一圈一圈認真的消毒，然後突然冷不防的用力捅他們的陰莖，他們立即哇哇大叫，樂死我了。

這次我換了一種調戲方法，用棉籤在韓奇的會陰部輕輕來回轉動著消毒，好癢，癢得他哈哈大笑，笑得幾乎都要蹦下床了，我馬上義正詞嚴：「給老子規矩點，別影響操作。」

前列腺藥物注射在局麻下進行，腰穿針輕鬆穿破前列腺包膜，開始注射藥物了，韓奇突然用手緊緊捏住陰莖：「哎喲，尿要出來了。」

突然的尿意急迫感是注射成功的標誌之一，我呵斥他：「尿不出來的，你放心好了。」

注射完畢，韓奇穿起褲子就往廁所跑，回來一臉尷尬的說：「才排了一試管那麼多。」

前列腺藥物注射之後，最開初那兩到三天沒有效果，三天後效果開始顯現，症狀明顯減輕，覺得人舒服多了，只是偶有血尿。

每週一次，連續為韓奇做了八次前列腺藥物注射，他奇蹟般的痊癒了。

我突然對前列腺藥物注射治療慢性細菌性前列腺炎充滿了興趣，查閱了大量相關文獻，發現用這種方法的醫院並不多，於是開始在門診正式開展了此項技術，但一百例的總結，結果讓我沮喪。

治療方法的主要優點是藥物直接注入前列腺，很容易擴散並達到有效的抗菌濃度，不但可以殺滅注藥部位的細菌，還可以殺滅前列腺周圍組織的細菌，藥物部分被吸收入血，可以協同消除尿道及其他部位的感染，對難治性、頑固性慢性前列腺炎是一種有價值的治療方法。但**它的缺點也讓人受不了**：

- 穿刺可造成周圍組織損傷並引起血尿。
- 穿刺造成比較嚴重的疼痛不適，如反覆進行，很難被患者接受。
- 經皮膚或經直腸的穿刺，可將細菌帶入，造成前列腺的重複感染。
- 反覆多次的穿刺可造成前列腺纖維組織增生、前列腺硬化，肛門指檢時前列腺內可捫及硬結，或捫及一質地堅硬的前列腺，纖維組織增生會造成病灶被分離包繞，抗生素更難透入，且會使前列腺液的排出困難。
- 大約三〇%的病人完全沒有效果。

二〇〇二年，我基本摒棄了前列腺藥物注射治療慢性細菌性前列腺炎，遇到個別特別頑固的慢性細菌性前列腺炎，姑且死馬當成活馬醫，再小試牛刀，至於效果，實話實說：聽天由命。（如何從靈魂深處治療，且看下一篇分解。）

4 前列腺炎可以通過按摩來緩解

在慢性前列腺炎的治療中，前列腺按摩是經常使用的手段。

一九九五年，美國國立衛生研究院根據對前列腺炎的基礎及臨床研究情況，制定了一種新的分類方法，糾正了數十年來存在於泌尿外科醫生心中的誤區，大部分慢性前列腺炎與細菌感染無關。二〇〇六年，中華醫學會泌尿外科分會反覆研討，完成了《前列腺炎診斷治療指南》，再經二〇〇九年、二〇一一年及二〇一三年三次修訂，試圖使混亂的前列腺炎診斷及治療規範起來，但複雜的病因及廣泛爭議的治療方法，依然讓泌尿外科醫生對前列腺炎望而生畏。

前列腺炎分為以下五種：

- Ⅰ型：急性細菌性前列腺炎。
- Ⅱ型：慢性細菌性前列腺炎。

- ⅢA型：慢性非細菌性前列腺炎中的炎症型慢性骨盆腔疼痛綜合症。
- ⅢB型：慢性非細菌性前列腺炎中的非炎症型慢性骨盆腔疼痛綜合症。
- Ⅳ型：無症狀性的前列腺炎。

一項有意思的研究表明，經久不癒的**慢性前列腺炎病人中，一半以上存在明顯的精神、心理因素，如焦慮、壓抑，甚至自殺傾向**，這些精神、心理因素會產生疊加效應，引起自律神經功能紊亂，造成後尿道神經肌肉功能失調，導致骨盆區域疼痛及排尿功能失調，或引起下丘腦─垂體─性腺軸功能變化進而影響性功能，進一步加重症狀，消除精神緊張可使症狀緩解或痊癒。但目前還不清楚精神、心理改變是前列腺炎的直接原因，還是繼發表現。

看過德國一個醫學研究小組的資料。**患有慢性前列腺炎的病人，經由心理醫生治療，治癒率更高。**

每週週三上午，是我的門診。有個臉上有刀疤的患者會在每月的第三個週三掛我的號，不是看病而是看我，已經兩年了，風雨無阻。後來我才知道，刀疤臉在江湖的名聲很大，經營一家頗具規模的皮鞋廠及數家高檔餐廳，常年行走於白道與黑道之間，左臉頰有一道長約十公分的刀疤，而鼻子向右側偏曲，所謂邪正看眼鼻、真假看嘴脣，就面相而言，他不屬於善類。

第一次與刀疤臉打交道是二〇一二年的秋天，他手拿一大疊化驗單來找我看病，剛坐下就大聲嚷嚷：「複查前列腺液。」

前列腺液分析檢查是診斷慢性前列腺炎的最常用方法。直腸指檢在前列腺部位按摩以獲取前列腺液，透過血細胞計數法鏡檢，正常的前列腺液中白血球小於十個／HP，卵凝脂小體均勻分布於整個視野。當白血球大於十個／HP，卵凝脂小體明顯減少具有診斷意義。**直腸指檢是一種必要手段，也有一種俗稱：前列腺按摩**（prostatic massage）。在慢性前列腺炎的診斷和治療中，前列腺按摩是經常使用的手段。前列腺液細菌培養和藥物敏感試驗可以幫助確定前列腺炎的類型，為治療提供重要參考。

前列腺按摩的廣泛流行，開始於二〇世紀的一九四〇、五〇年代，當時的主流觀點認為，前列腺炎是細菌感染造成的，細菌和代謝產物、前列腺組織的炎性反應也會產生一些滲出物，堵塞了前列腺管和腺泡，而前列腺按摩可以起到引流作用，疏通堵塞，改善症狀。前列腺按摩的好處：

- 所謂舊的不去新的不來，促進前列腺的新陳代謝。
- 定期的前列腺按摩有助於提高精子品質。
- 前列腺按摩可以有效提高男性性功能。

・前列腺按摩可以預防前列腺炎、前列腺癌的發生。

對大多數男性來說，前列腺按摩是糟糕的體驗，主要是疼痛。那麼，怎麼提取前列腺液呢？**說得通俗易懂一點，就是「爆菊」**。但是，並非每一個病人都能順利按摩出前列腺液，注意事項和醫生的手法技巧如下：

・成年男性，前列腺每天平均分泌前列腺液兩毫升，如果病人前一天晚上剛好有一次性生活，前列腺液是精液的一部分，排了大部分，第二天要按摩出前列腺液可能是一項艱巨的任務，所以要求病人按摩前列腺時至少禁慾兩天。

・從肛門到前列腺的距離是五至七公分，因人而異，有時病人的前列腺的位置很深，醫生的手指只能接觸到前列腺的下半部分甚至前列腺邊緣，這種情況就不要瞎折騰了，按摩不出來。

・病人採用的體位，膝胸臥位或者屁股面對醫生的半蹲位。

・按摩方法，醫生戴塗抹液狀石蠟的指套或者手套慢慢插入肛門，先對前列腺進行指檢，了解前列腺的大小、質地、包膜是否光滑、中央溝是否變淺或消失。

按摩不是一味追求慢條斯理，要有一定的速度，食指遠端關節持續發力，左三下右三下中間再來三下，哇，乳白色的前列腺液就從尿道流出來了，滴在玻片上就可送檢。

5 大多數男人陰囊潮溼，解決辦法是……

陰囊出汗是一種自我調節機制，
幫助陰囊找到最適合的溫度，必須低於腹腔溫度攝氏二至三度。

門診總有一些啼笑皆非的事，有一次為病人取前列腺液，手指剛插進肛門，他的手機響了，來電鈴聲居然是〈江南STYLE〉。害得我為他的「爆菊」變成了烏叔韓式馬步舞，節奏、手指情不自禁的在肛門裡快速顫動，前列腺液出來了，病人痛並快樂著，明褒暗貶：「老師的手法太嗨了。」怎麼能不嗨呢？幸好你的來電鈴聲不是〈最炫民族風〉，不然我的手法會更九曲迴腸。

目前在各大城市，有一種男性保養方式，叫作**前列腺保養**，號稱可以延年益壽、永保青春活力，**本質上就是前列腺按摩，千萬不要被唬了**。

有時我會琢磨，市面上流行的前列腺按摩器，自動加溫，靜音雙馬達，變頻震動，無線遙控，三六〇度旋轉式，真是高科技的薈萃，如果引入醫院幫助醫生進行前列腺按摩，那我們的工作是不是可以輕鬆一些？

我仔細詢問了刀疤臉的病史及症狀，陰囊潮溼、尿頻，偶爾有雙側腹股溝區脹痛，那一大疊化驗單來自各個不同的醫院，以電視上打廣告的男科醫院居多，結果提示：慢性前列腺炎。服用了大半年抗生素及各種射頻治療、前列腺藥物灌注、禁慾，症狀時好時壞。

我在電腦上敲擊出肛門指檢的收費編碼，囑咐他去繳費，按照成都市物價局統一制定的三甲醫院收費標準，二十人民幣。

刀疤臉火冒三丈：「老子在其他醫院做肛檢從來不收費的，你敢收老子的錢？」

我毫不示弱：「不交錢就不給你檢查。」

刀疤臉握緊拳頭，惡狠狠瞪著我：「小心點，老子道上有人。」

我反脣相譏：「老子道上有的是人。」

刀疤臉總算乖乖交錢了，按部就班檢查，十五分鐘後結果出來了，前列腺液分析確實提示前列腺炎，歸類為Ⅲ B型，慢性非細菌性前列腺炎中的非炎症型慢性骨盆腔疼痛綜合症，但遠沒有男科醫院檢驗單描述的那麼嚴重。

我輕言細語開導他：「你被那些見錢眼開的男科醫院欺騙了，我與你一樣，照樣陰囊潮溼，你以前的這疊化驗單對我沒有任何意義，你的病很輕，照我說的做，症狀會慢慢減輕，然後消失。」

突然我的眼前一道白光，一柄匕首嗖的一下插在我的診斷桌上，耳邊湧來無數個川罵：

「你當錘子醫生啊，我都病得死去活來了，你敢說我沒病？」

刀疤臉三十七歲，三十多歲的男人是最讓人厭煩的，少年的心氣散盡，老年的修為還沒煉成，看個病都殺氣騰騰。

作為一名醫生，語言的溝通技巧至關重要，我喋喋不休了十五分鐘，他的面部表情開始轉怒為喜。

大多數男性都有不同程度的陰囊潮溼，關於陰囊潮溼，部分男科醫院總是唬成前列腺炎，其實陰囊潮溼不是病，出汗是一種自我調節機制，幫助陰囊找到最適合它的溫度，必須低於腹腔溫度攝氏二至三度，睪丸才具有良好的生精功能。

陰囊潮溼的解決方案：

・選擇一條理想的內褲。

男士內褲的材質，主要分為幾大類型。

純棉：純棉面料柔軟，吸溼性強。但彈性一般、排溼性差，就是不容易乾，「汗子」們穿著需要考慮，以免容易造成溼疹。所以一般所謂的純棉內褲裡會加一〇％左右的氨綸，也就是彈性纖維，使內褲在穿著過程中更為貼身舒適。

尼龍：具有快乾、耐磨、高彈的特性，輕巧柔軟、不易變形，且具備較好的吸溼性能，所以常被用於內褲的製作當中。但尼龍內褲切忌用攝氏四十度以上的熱水清洗，會容易喪失彈性。

莫代爾（Modal）：莫代爾是一**種再生纖維**，較之其他面料更為柔軟，強力和韌性也更好，具有明顯**高於純棉類產品的吸溼排汗能力**。缺點是過於柔軟與輕薄，對肌肉的承托力較差，且穿多容易顯舊。有些內褲選擇由棉與莫代爾混紡的材質，體感舒適很多。

竹纖維：竹纖維面料是**純天然面料**，原料提取自天然生長的竹子。它除了纖維細度、**吸溼排汗能力高於普通棉質面料**外，還具有天然抗菌、抑菌、除蟎、防臭和抗紫外線功能，也是一個不錯的選擇。

酷美絲（Coolmax）：酷美絲是一種速乾面料，可迅速將汗水和溼氣導離皮膚表面，時刻保持乾爽舒適。由於其纖維中空的特性，具備冬暖夏涼的特點，是一些世界名牌運動內衣首選面料。

紙內褲：一次性紙內褲更多用於旅行，但紙內褲缺乏彈性，吸汗之後黏在身上更加難受。所以如果出去旅行，其實可以帶幾條速乾面料的內褲，輕便小巧，換洗也更加方便。

- 每天洗澡一至二次。
- 塗抹嬰兒爽身粉，每天兩次。
- 避免久坐。

• 行走時，手放褲兜裡，趁人不注意時，冷不防為丁丁翻一個身，於是包裹在內褲裡的風景，便拂來涼風吹。

• 用婦女衛生棉柔軟兼暖和，還有似有若無的清香味，再潮溼的陰囊在衛生棉面前也甘拜下風，誰用誰知道，用了都說好，但似乎會被人笑話男人娘炮。

「用婦女衛生棉，你真想得出來？」刀疤臉被我逗笑了。

「**慢性前列腺炎又怎麼治療呢？**」刀疤臉繼續問。

我言簡意賅的繼續闡述：

• 心理疏導是重中之重，學會自我心理暗示：「我沒病。」慢性前列腺炎是一個很奇怪的病，你越去努力體會症狀越有症狀，因為精神、心理因素會產生疊加效應，引起自律神經功能紊亂，類似於神經官能症。倘若你對症狀熟視無睹，症狀反而會逐漸減輕。

• 分散注意力，平時玩玩遊戲，當病人專注於牌桌上的輸贏及是否擄獲美女芳心時，症狀會不翼而飛。驀然回首：「爸爸去哪兒了？」非也非也，是症狀去哪兒了？

• 並非每一個慢性前列腺炎患者都需要藥物治療，需要藥物治療者，採用抗生素與坦索羅辛合用。抗生素的選擇是經驗性用藥，個人推薦四環素類（按：比如米諾環素（

Minocycline〕，為一種廣泛抗菌的四環素類抗生素）或喹諾酮類（按：比如左氧氟沙星〔Levofloxacin〕，為一種廣泛抗菌的藥物），抗生素使用二至四週，坦索羅辛使用六週以上。特別提醒，抗生素不推薦使用頭孢類，因為頭孢菌素抗生素不能有效穿透前列腺包膜，達不到良好的治療效果。

- 性生活療法，只要身體狀況合適，盡可能增加性生活次數。
- 疼痛症狀明顯的病人，可以加服非類固醇消炎藥，譬如塞來昔布、布洛芬。
- 射頻、紅外線照射及各種帶有天花亂墜修飾語的物理治療，有損傷前列腺腺體的風險，幾乎都是騙人的。
- 即使去名院找名醫，當醫生開具的單張處方價格超過四百人民幣，當他是騙子，趕緊換醫生。

刀疤臉離開醫院的時候，我沒有開具任何藥品處方。

正確而幽默的心理疏導，是治療前列腺炎的重要方法，許多頑固的前列腺炎，透過心理疏導往往可以達到你意想不到的效果。

刀疤臉兩個月後痊癒，再也沒有復發。

6 用陽光心態呵護自己的健康

每週兩到三次的性生活，可以加快前列腺液的新陳代謝，前列腺液的品質能夠提高，可以明顯緩解症狀。

實話實說，由於慢性前列腺炎病人經常合併嚴重的心理問題，因此泌尿外科醫生最不待見的疾病也是慢性前列腺炎。

早洩痊癒後的李總在二十一世紀混得風生水起，成功轉型為成都市頗有名氣的房地產商，他的人生信條：你靠你的想法認識自己，但別人靠你的行動認識你。

事業的巨大成功帶來了財富幾何倍數的增長，以前我經常是他高朋滿座時的賓客，現在則有些疏遠。偶爾我在電視上、報紙上看到他的消息，南邊拿下了一塊地，西邊開發了一個樓盤，他甚至買下了一家工廠瀕臨破產的職工醫院（按：由企業籌資，用於滿足職工及其家屬的醫療需求，而建立的醫院），醫院有五百張床位，他聘請了成都市各大三甲醫院的很多退休專家去他那裡上班，一切看上去很美。

偶爾他會打給我，稱兄道弟的語氣中有掩飾不住的驕傲，他說：「我已經有了自己的帝國，你可以辭職，來我的醫院當副院長。」我拒絕了。

我也認識他的結髮妻子，時不時給我發一條短信，她說他很少回家，就連所謂的親情，也變得碎片化、短暫化、脆弱化，時刻有離婚的危險。他在各種長相亮麗的女人中間周旋，估計把聲色犬馬的日子記錄下來，是一本厚厚的「獵人」日記。

他的長相寒磣，言辭粗鄙，我敢打賭，他的女人們不喜歡他，喜歡的只是他的錢。

記不清我與他有幾年沒見了，三年甚至更長時間，週三的上午，他潛入了我的診斷室。

「兄弟，救救我。」

我一點也不詫異，驕奢淫逸的生活十有八九會帶來男科問題。

我問他：「啥問題？」

他拿出的一堆檢驗報告，有北京、上海、成都等地泌尿外科權威的診斷意見，慢性細菌性前列腺炎，細菌培養的提示是淋球菌，幾乎對所有抗生素耐藥。他曾經清澈的目光變得混沌，有絕望的眼神。

他的症狀也很嚴重，尿頻、尿急、尿痛、尿道口分泌物，他按照專家的提醒寫了排尿日記，每天的排尿次數高於三十次。

這是一種很難治癒的慢性前列腺炎，只能拿出我的看家本領，盡力而為吧。

我選擇的抗生素是對淋球菌敏感的注射用亞胺培南西司他丁鈉（按：〔Imipenem／

cilastatin〕，用於治療各類嚴重感染的複方抗生素製劑），號稱抗生素中的王牌，甚至重拾我捨棄已久的前列腺藥物注射治療手段，每週一次。

連續四週的前列腺藥物注射治療，收效甚微，我真的失去信心了。

他問我：「還能夠繼續進行性生活嗎？」

我答：「當然，但是性生活時必須戴避孕套。」

為什麼呢？

Ⅰ型：急性細菌性前列腺炎，是禁止性生活的。

Ⅱ型、Ⅲ A型、Ⅲ B型和Ⅳ型前列腺炎，鼓勵性生活，這是為什麼呢？

性生活療法是治療慢性前列腺炎的一個重要組成部分，前列腺液是精液的組成部分，主要由前列腺分泌，而精液則包含了多種腺體的分泌物，精液是精子和精漿的混合物，精子是在睪丸生精小管中產生的活細胞，數目很多，精漿則是由睪丸液、附睪液、輸精管壺腹液、前列腺液、精囊腺液和尿道腺液等共同組成。前列腺液占精漿的二〇％至三〇％。在不縱慾過度的情況下，**每週兩到三次的性生活可以加快前列腺液的新陳代謝，前列腺液的品質能夠提高，可以明顯緩解症狀**。

男性生殖器，尤其是冠狀溝，與女性陰道內環境一樣，存在一些正常菌群，包括包皮葡萄球菌、大腸桿菌、黴菌等正常菌群，彼此互相制約，並不發病。有了性生活之後，與女性會實現菌群交換，美國印第安那大學布魯明頓分校（University of Indiana, Bloomington），研究微生物與環境的 David Nelson 的研究成果，性生活也會導致冠狀溝細菌構成的變化，衣原體（ureaplasma）、支原體（mycoplasma）、纖毛菌屬（sneathia）在有了性生活的男性中出現，沒有性生活的男性則監測不到。

女性陰道內環境呈酸性，有以乳酸桿菌為主的大量菌群，彼此之間相互制約，維持內環境穩定，平時也不會發病。

倘若屬於細菌性前列腺炎，並與男性生殖器正常菌群不一樣，射出的精液裡含有細菌，有可能打亂女性陰道內環境的穩定，導致細菌性陰道炎，甚至骨盆腔炎的發生。

所以，我的個人建議是：

- Ⅱ型：慢性細菌性前列腺炎，性生活時戴避孕套，避免細菌傳染給女方和導致女方意外懷孕。何況感染的是高度耐藥的淋球菌，傳染給女方，就是難以治癒的性病了。
- Ⅲ A型、Ⅲ B型和Ⅳ型前列腺炎，與正常人的性生活方式沒有區別。

這是我治療失敗的慢性前列腺炎案例，看著李總鬱鬱寡歡的樣子，我建議他把集團業務交給下屬打理，不妨放鬆心情，讓自己的生活方式健康起來，也許能夠緩解症狀。

近幾年在微信上，時常看到李總自駕遊的身影，他從華山的頂峰俯瞰位於黃土高原上的群山的蒼峻，在寧夏的塔爾寺領略藏傳佛教的寺廟裡長燃的酥油燈，在張掖的夕陽裡看滿山的羊群，在鳴沙山月牙泉看完日落又等銀河。

他的症狀有了一些好轉，我深感欣慰。

在泌尿外科門診，因為前列腺炎發生的啼笑皆非的故事，不勝枚舉。

二十七歲的病人，被慢性前列腺炎困擾一年，輾轉無數醫院，久治不癒。我信誓旦旦：「小賭怡情兼治療疾病，你天天約人打麻將，注意力轉移到輸贏上去了，症狀會在不知不覺中消失。」

半年後他來醫院複查，前列腺炎已經痊癒，就是打麻將上癮了，而且越打越大，問我怎麼辦？

我答：「下次你告訴我打麻將的地址。」

他喜形於色：「你也陪我打麻將，太開心了。」

我詭異的笑：「老子舉報你，讓員警抓你，罰你的款，刑拘一週！」

這是用單純的心理療法治療成功的案例。

醫生按摩前列腺非常講究，患者取胸膝位，醫生右手食指戴橡皮手套，液狀石蠟潤滑後輕柔按摩肛周然後緩緩伸入直腸，摸到前列腺，用食指的最末指節對前列腺的左葉、右葉、中葉，從外向上、向內、向下的順序進行按壓，直到前列腺液流出為止。

對於目前風行的前列腺按摩，我持保留態度，沒有那麼神奇，能夠永保青春活力、延年益壽，更是無稽之談了。

對極少部分男性來說，前列腺按摩能夠引發前列腺高潮。前列腺高潮，多在同性戀之間出現，它是上帝送給男人的一個彩蛋，感受過前列腺高潮的男人覺得妙不可言，原理來源於前列腺和會陰部橫紋肌出現的有規律性的收縮。

前列腺按摩原則：

- 必須使用潤滑劑。
- 每週一次足矣！

慢性前列腺炎的病因迄今也沒有完全弄清楚，臨床上見到的大部分慢性前列腺炎，是非細菌性前列腺炎，七〇%以上的慢性前列腺炎屬於Ⅲ A型、Ⅲ B型，考慮與尿液反流進入前列腺、免疫能力下降、尿道前列腺部的過敏反應有關。

所以紅男綠女們必須了解一個鮮為人知的小知識：性愛後排尿的男女有別。

男性在性愛結束之後應該休息一會，待丁丁疲軟下來才去排尿，因為勃起時前列腺處於充血狀態，壓迫後尿道、尿道阻力增高，**馬上排尿可能導致尿液反流進入前列腺，誘發化學性前列腺炎**。

女性在性愛之前最好儲存一定容量的尿液，大概一百毫升，性愛結束之後馬上排尿，可以有效預防蜜月綜合症。

存留於大多數男性中間還有一個疑問：「前列腺炎會演變成為前列腺癌嗎？」

答案是否定的，兩者之間沒有直接關係。

在男性的體檢報告中，經常出現一個名詞：前列腺鈣化。

前列腺鈣化也讓人疑惑，究竟是個什麼病。

前列腺鈣化，其實就是前列腺的鈣質沉積，進一步發展，可能成為前列腺結石。

一般來說，小於三十五歲的男性出現前列腺鈣化，一般考慮為前列腺炎；大於三十五歲的男性出現前列腺鈣化，一般考慮與前列腺炎、前列腺增生症有關。多數男性，從三十五歲開始，前列腺開始出現緩慢增生。前列腺的鈣化可以是單發也可以是多發，並且鈣化會隨著年齡的增加而數量增多或體積增大，也就是歲數越大，發現前列腺鈣化的可能越高。

沒有明顯症狀的前列腺鈣化，不需要處理。

那麼，我們平時應該怎麼呵護自己的前列腺呢？

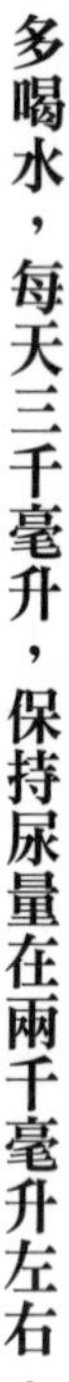

- **多喝水，每天三千毫升，保持尿量在兩千毫升左右。**
- **不要憋尿。**
- 潔身自好，避免尿路感染。
- 力所能及的情況下，增加性行為次數（包括性交和手淫），每一次性行為要完成射精過程，避免生殖系統、骨盆腔的長時期充血。
- 不要長時間久坐，不要長時間騎行。
- 喝酒適度，嗜酒如命是前列腺炎的天敵。

半年前，李總的微信朋友圈出現了一個奇妙的變化，他皈依佛門了，定期去峨眉山，一念愚即般若絕，一念智即般若生。我很吃驚，在物質和精神之間，在發達和自我之間，他開始注重精神，注重自我的力量。

他告訴我：「禪者是虛其心而實其腹，無塵起心塵，心塵能化煩惱為菩提。」一個好消息，他的慢性前列腺炎的症狀已經消失得差不多了，除了起夜（按：夜間起床小便）稍微有些頻繁。我知道，人生經歷滄桑、蒼涼、蒼茫、蒼勁，當李總心如止水的時候，他離痊癒也不遠了。

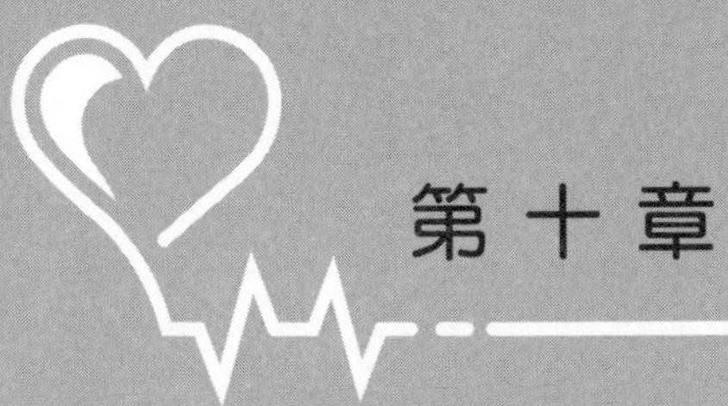

第十章

年輕人，你對前列腺真的一無所知

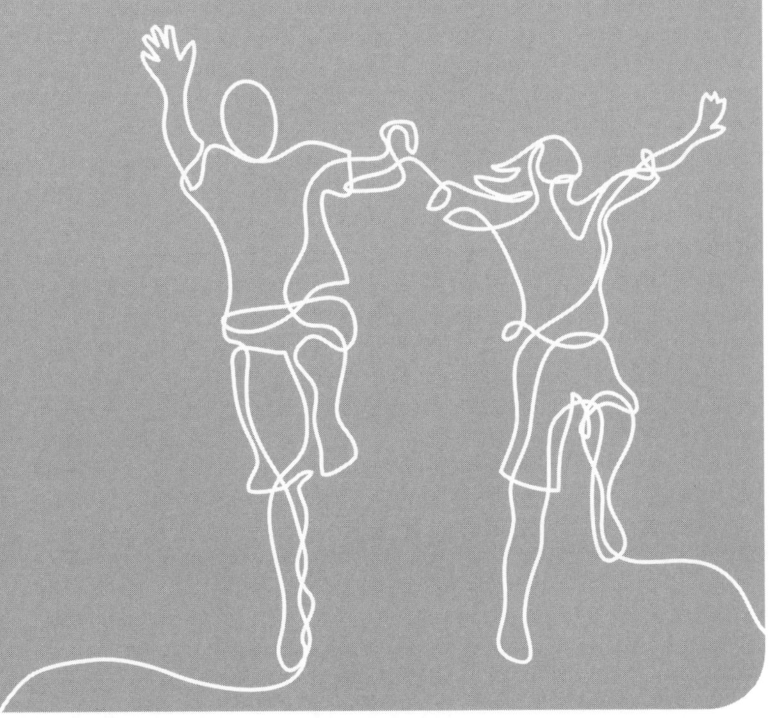

1 前列腺增生最愛「憋屈男」

前列腺增生需要兩個條件：有功能的睪丸和逐漸增長的年齡。

二〇〇六年正月初五，一大早我從成都出發，驅車三百公里回老家為老爸過生日。

老爸曾經是中學校長，六十歲退休，性格固執，和他固執的性格相得益彰的是，他對已經成年的子女也喜歡頤指氣使。譬如對我，工作態度、生活方式，都會事無巨細進行干涉，每年我們至少會有一次激烈的爭吵。

爭吵影響感情，與老爸單獨相處，情形如同一句歌詞：一對沉默寡言人。

三個多小時的舟車勞頓，順利到家，與父母簡單寒暄了幾句，準備出門去酒樓吃飯，媽媽悄悄把我拉到旁邊：「對爸爸好一點。」

陽光透過巨大的落地窗灑落在老爸的身上，他的頭髮完全花白了。

七十年，瘡痍歲月已經坐成了寧靜淡泊，剎那間我的心在隱隱作痛，我笑著對老爸嘀咕：「我幫你梳頭。」

用一把斷齒的小木梳，我小心翼翼幫老爸梳理頭髮，不允許有一絲凌亂散落下來遮住他那雙依然睿智的雙眼。

頭髮梳完了，老爸說：「我再去上廁所。」

媽媽對著我抱怨：「不曉得怎麼回事，你爸爸最近一年多老是想排尿，每天晚上起夜五六次，搞得我都睡不好。」

我的腦海裡飛快拂過一個疾病名詞：前列腺增生症（攝護腺肥大）。

我詢問從廁所裡出來的老爸：「除了尿頻、起夜，還有啥不舒服？」

老爸似乎很無所謂：「沒有關係，排尿有點費力，在廁所多花點時間而已。」

我斬釘截鐵告訴老爸：「你不是寒磣專門修理下水道的你的兒子嗎，這是我管轄的專業，是病得治，生日宴結束後我帶你去縣醫院看看，必須的。」

老爸笑意盈盈：「那就去吧。」

生日宴很溫馨，有點遺憾的是，家裡人除了我以外，都不喝酒。

老爸善解人意：「兒子，我陪你喝一點。」

老爸很精神，如一抹翠綠，從陳年舊月綠到二〇〇六年的新春料峭。但生日宴的兩小時裡，老爸又去了兩次廁所。

生日宴結束，我帶老爸去了縣醫院。

春節期間的縣醫院門診部沒有幾個病人，也沒有泌尿外科專科門診，我掛了一個普通外科號，接診的是一位年輕醫生，我自我介紹：「我也是醫生，想為我爸做一些檢查。」

年輕醫生很客氣：「老師，你親自為老人家看吧。」

得先做指檢吧，我突然覺得好尷尬，叫老爸脫褲子，我戴上指套，從肛門裡面伸進去，估計他不會同意。

果然他不同意，甚至有些憤怒：「你對我做這個檢查，成何體統？」

只好去做了一個泌尿系統彩色都卜勒超音波檢查，超音波結果提示：前列腺增生症，前列腺中葉向膀胱內突出。

得到比較明確的診斷結果之後，我到大街上的藥房買了必須用到的藥，與老爸一起回家，在客廳裡鋪開一張白紙，一邊繪圖一邊講解，圖文並茂的為老爸科普前列腺增生症的基本知識。

前列腺增生症是老年男性最常見的疾病，就一個特定的器官而言，細胞的數目及器官的體積取決於細胞增生與細胞死亡之間的平衡，器官體積的增大不僅是因為細胞增生的增加，也可能是因為細胞死亡的減少。

說得更專業一點，**前列腺增生需要兩個條件：有功能的睪丸和逐漸增長的年齡**。

老爸抬起頭問我：「有沒有辦法預防呢？」

我開始插科打諢：「當然可以，泌尿外科專家曾經對清朝的太監老人做了一個調查，發現他們的前列腺幾乎完全不能觸及，所以青春期前被閹割是不會前列腺增生的，但老爸你早早去把那玩意切除了，就沒有現在的我了。」

老爸被我逗得哈哈大笑：「是不是你以後也要前列腺增生呢？」

我很堅決：「你的遺傳基因決定了，那是肯定的！」

大概男性從三十五歲開始，前列腺出現不同程度的增生，因為前列腺包繞後尿道，並成為尿道前列腺部，增生的前列腺壓迫後尿道，隨著前列腺增生，出現排尿不暢的症狀。男性到了六十歲，前列腺增生症的發病率超過五〇％，到了八十歲，前列腺增生症的發病率超過八〇％！

前列腺增生臨床症狀的最經典描述：進行性排尿困難。

那麼，導致前列腺增生的病因是什麼呢？其實病因目前尚不完全明確，有三種理論：

・二氫睾酮（按：Dihydrotestosterone，簡稱為ＤＨＴ）積聚學說。一九七二年，Willson首先用放免法檢測出增生的前列腺腺體組織內的二氫睾酮，含量是正常腺體的二至三倍，在同一腺體內最先增生的尿道周圍腺體二氫睾酮含量比其他區域高，提出了前列腺增生症的二氫睾酮學說，認為前列腺增生的發生與二氫睾酮在腺體內的積聚有關。這個理論得到了業界公認，簡單一點來說，前列腺增生症的發病條件有兩個：有功能的睪丸和逐漸增加的年齡。

- McNeal 的前列腺增生胚胎再喚醒學說不贅述，很難懂，該學說還需要進一步研究。
- 精索靜脈瓣膜功能障礙學說，造成濃度大約是生理濃度一百三十倍的睪酮，通過睪丸和前列腺的靜脈回流系統到達前列腺，導致前列腺細胞的加速增殖，是對二氫睪酮積聚學說的補充。

那麼，**有什麼有效措施防止前列腺增生呢？**

- 切除睪丸，阻斷睪酮分泌，因為九五%的睪酮是睪丸產生的，醫學上叫去勢手術，可以使前列腺腺體萎縮。但沒有哪個男人願意當太監吧？
- **長期服用5a還原酶抑制劑非那雄胺**，阻斷睪酮轉化為二氫睪酮，可以使前列腺腺體縮小，**但可能需要付出性功能障礙的代價**，顯然得不償失。
- 基於精索靜脈瓣膜功能障礙學說，**避免久坐，適度運動**或許可能延緩前列腺增生的速度，但還需要循證醫學支援。

所以，我的結論出來了，沒有必要去刻意預防前列腺增生，隨它去吧。在這個問題上折騰和執迷不悟，生命會少很多樂趣。

六十七歲的舅舅也在旁邊傾聽，舅舅說他兩年前住院時就發現前列腺增生，但沒有任何症狀。

我對舅舅解釋：「前列腺增生症是一種進行性的良性增生過程，症狀因人而異，**只有少數前列腺增生病人出現尿瀦留、腎功能不全、膀胱結石等併發症**，你屬於大多數，現在不需要特殊處理，觀察等待是最合適的方式，我老爸運氣不好，都嚴重影響生活品質了，必須用藥物控制。」

老爸使用的藥物是保列治（非那雄胺），每天一粒（五毫克）；哈樂（坦索羅辛），每晚睡前服用一粒（〇．二毫克）。聯合治療在減低前列腺增生臨床進展風險方面，優於任何一種單獨藥物治療，可以減低病人急性尿瀦留及需要手術切除前列腺的可能。

真的是立竿見影，翌日老爸興高采烈告訴我，尿線比以前粗一些了，起夜次數從五至六次減少到三次。

從此，保列治及哈樂成了老爸床頭櫃的必備藥品。

起初三年，老爸的症狀改善良好，到了二〇〇九年，他的症狀突然出現，藥物治療基本無效，排尿變得淋漓不盡，起夜更加頻繁，差不多每小時都要起來一次。

老爸把他在縣醫院的檢查結果發給我，前列腺增生症、殘餘尿大於五十毫升、左腎輕度積水。麻煩啊，前列腺比三年前更大。

我在電話裡仔細詢問老爸近三年的治療經過，問他有沒有停過保列治及哈樂，他一直否認，我反覆誘導，他總算承認了，已經停用保列治一年了。他研究了保列治的說明書，副作用太大。

我窮追不捨：「什麼副作用啊？」

我聽得出老爸在電話裡的無奈，隱晦的問：「是不是那個不行了？」

那個指的是性功能，**服用保列治的病人有八．一%出現陽痿，六．四%出現性慾減退，**估計把性功能障礙完全歸咎於保列治了。

老爸呵斥我：「你小聲點嘛！」

其實長期服用保列治的前列腺增生症病人，半年後可以縮小前列腺體積二〇%至三〇%，停藥後，前列腺迅速恢復到服藥前的水準，然後前列腺又開始逐漸增大。

我與科室的同事商量，大家的意見一致，為老爸行微創手術，即經尿道前列腺切除術（TURP）。

前列腺的手術適應症是：

- 瀦留（至少在一次拔出尿管後不能排尿或兩次尿瀦留）。

- 餘尿大於五十毫升。
- 複血尿及泌尿道感染。
- 膀胱結石及上尿路積水。符合其中任何一條都應該建議手術治療。

老爸憂心忡忡：「真要做手術啊？」

我的態度很堅決：「是生活品質重要還是那個重要？」

老爸還是有兩把刷子的：「那個也是生活品質的一部分。」

幾次與老爸交流的結果，他同意手術治療，但提出的附加條件讓我很難辦，他不能來成都，因為縣醫院有微創手術的技術水準，縣社保局拒絕為老爸出具異地就醫的證明。

老一輩都很節約，恨不得把一分錢掰成兩半來花，我信誓旦旦承諾負擔他的全部醫療費用，他倒是劈頭蓋臉對我一頓痛罵：「你龜兒子就是大手大腳搞慣了，敗家子。」

怎麼辦？我與科室即將退休的閆老師商量，我與閆老師一起回我的老家，由閆老師操刀，為我老爸施行手術。

趕緊與縣醫院的泌尿外科主任聯繫，主任說他們的機器是國產的普通電切機，硬體及軟體指標都遠遠遜色於我所在的醫院。

老閆雖然大我近二十歲，卻是我的忘年之交，再過半年就要退休了，我曾經數次向科室建議，在泌尿外科醫生辦公室設一塊「閆教授退休倒計時牌」，每天上班都可以看到譬如「離閆教授正式下課還有一百九十九天」的字樣，於是大家倍加珍惜與閆老師相處的日子，至少以後出去吃飯，不會再喊閆老師買單了。

閆老師提議，去醫院手術室賄賂器械組護士，週末將奧林巴斯（**按：一家精於光學與成像的日本公司**）等離子雙極電切機偷出來，神不知鬼不覺把我老爸的手術做了，機器及時送回手術室，即使東窗事發，他來承擔責任，反正都要退休了，受個處分，無所謂。

一切準備就緒，老爸突然反悔：「我重新口服保列治及哈樂，實在不行再手術。」

我了解老爸的固執，越是興師動眾，越會增加他的心理負擔。

他堅持服藥兩個月後，症狀總算得到了控制，殘餘尿二十毫升、左腎積水消失，老爸的治療過程給了我啟迪，**不到萬不得已**，前列腺增生症的病人還是選擇藥物治療為佳。

2 微創技術，手到病除

經尿道前列腺切除術對患者手術打擊小、術後病人恢復快，且具有「微創」特點，是前列腺增生症的首選。

十年前，理工大學的趙教授因為前列腺增生症躺到了我們科的病床上。趙教授前後出現了十幾次急性尿瀦留，每次必須通過導尿管來解決排尿問題，最近一次，安置導尿管，口服保列治及哈樂五天後拔管，上午拔管下午再次出現急性尿瀦留，導尿管又重新安上了。

手術成為必要手段。

麻煩的是，除了前列腺增生外，趙教授合併嚴重的冠心病及慢支、肺氣腫，為了安全，我建議教授行恥骨上膀胱造廔，教授拒絕，腰間隨時吊一個尿袋子實在有礙儒雅形象，他叫上他的三個子女簽了一份契約，大意是無論經尿道前列腺電切的術中、術後出現任何問題，均應對我心存感激，絕不能找我麻煩。

經尿道前列腺切除術已經成為前列腺增生症手術的標準，經尿道前列腺切除術對患者手術打擊小、術後病人恢復快且具有「微創」特點，是前列腺增生症的首選。

將電切鏡置入膀胱，然後順序切除前列腺各葉，優點像刨蘿蔔絲，一絲一絲刨下，蘿蔔就逐漸變小了。不同之處在於，切除前列腺是從蘿蔔中心開始的反向刨，有經驗的泌尿外科醫生幾乎能夠切除前列腺的所有腺體組織，直到前列腺包膜，被壓迫變狹窄的前列腺尿道部術後變寬敞了，排尿不再困難了，效果立竿見影。

我忐忑不安的上臺，電切鏡置入後，**發現趙教授的前列腺比彩色超音波提示的更大**，尿道前列腺部被拉得太長了，我根本不可能在一個小時之內完成手術，但教授的身體又承受不起二至三個小時的手術，於是我當機立斷改為開放手術，恥骨上經膀胱前列腺切除術，四十五分鐘搞定。

恥骨上經膀胱前列腺切除術，是經尿道前列腺切除術廣泛開展以前，最常用的開放性手術方式，需要經下腹部切開膀胱，用手除前列腺，創傷較大，兩害相權取其輕，綜合趙教授的特殊情況，我不得已而為之。

手術後的趙教授恢復順利，三年後趙教授因為心衰去世了，他的子女辦完喪事後的第二天來醫院找到我，執意送我一瓶珍藏了二十年的五糧液，這是教授彌留之際的囑託，感謝下醫生，讓他有尊嚴的死去。

3 我們都是自己的「第一醫生」

引起前列腺癌的危險因素尚未完全明確，已經確認的包括年齡、種族和遺傳性。

姚老師是醫院皮膚科的退休老專家，二〇〇六年夏天的一個上午，她打電話給我：「馮叔叔的前列腺增生症已經四年了，一直在服用藥物治療，最近藥物好像不起作用了，你什麼時候有空，我帶他來看看，乾脆把手術做了？」

馮叔叔是姚老師的老伴，兩人伉儷情深，三個兒子各有出息，分別在北京、武漢、成都忙於自己的事業。退休了的老倆口理解兒子們的苦衷，囑咐他們努力工作。老倆口從來不給兒子們添亂，每年會去全國各地旅遊，馮叔叔甚至開始研究攝影技術，兒子們換著花樣給他購買及升級各種單眼相機、鏡頭。他自稱攝影技術已經達到了專業水準，不過畫面感確實溫馨而喜氣，一去二三里，煙村四五家，亭台六七座，八九十枝花。返老還童，就是如此吧。

如果生病了，馮叔叔便在原單位的職工醫院開點藥，或口服或吊點滴，他是典型的樂天派，從來不認為那些凶險的疾病會纏上他，他對前列腺增生症更不以為然，老年男性都有不同程度的前列腺增生症，大不了再過幾年去把前列腺切除了。

第二天一大早，我在病房等他們。我為馮叔叔做直腸指檢，心裡頓時掠過一陣寒意，**前列腺表面凸凹不平，觸及好幾個硬結**，直覺告訴我，這是前列腺癌。

姚老師捕捉到我神色的變化，體檢結束後把我拉到一邊：「你得說實話，他是啥病？」我沒有隱瞞姚老師：「九〇％的可能是前列腺癌，而且是晚期。」

馮叔叔倒是和我開著玩笑：「是到必須做手術的時候了吧，趕緊的，半個月之後老三還安排我們去三峽豪華遊輪五日遊。」

我立即安排馮叔叔住院，除了一般的分析檢查，ＭＲＩ（磁振造影）、ＥＣＴ（全身核素骨顯像）更是檢查的重中之重，因為剛做直腸指檢的原因，ＰＳＡ（前列腺特異抗原）、ＦＰＳＡ（游離前列腺特異抗原）檢驗安排在一週之後進行。

我一邊在電腦前開具檢查單，一邊在心裡詛咒一直為馮叔叔看前列腺疾病的醫生，四年來，他居然一次也沒有做過直腸指檢。目前真實的情況也是這樣，為數不算少的年輕泌尿外科醫生看門診時經常**忽略直腸指檢的程序，單純靠超音波提供的資訊來判斷前列腺屬於增生或癌症**。

ＭＲＩ的結果當天就出來了：高度懷疑前列腺癌，腫瘤突破前列腺包膜並已侵犯陰囊。上午看上去還神清氣爽的姚老師走路變得顫顫巍巍了，我一直認為人是慢慢變老的，其實不是，人是瞬間變老的。

那天晚上我在病房值夜班，我拉住姚老師，在醫生辦公室給她普及前列腺癌的知識：「前列腺癌的發病率有明顯的地理和種族差異，世界範圍內，前列腺癌的發病率在男性所有惡性腫瘤中位居第二；在美國，前列腺癌的發病率超過肺癌，高居第一；亞洲前列腺癌的發病率遠遠低於歐美國家；在中國，前列腺癌的發病率位居男性所有惡性腫瘤中的第六位，死亡率位居男性所有惡性腫瘤中的第九位。肝癌、肺癌、胃癌多凶險啊，相對來說，前列腺癌進展緩慢，是比較溫柔的惡性腫瘤，即使是前列腺癌晚期，經過積極治療，也可以獲得比較理想的效果，姚老師不要太擔心了，待進一步明確診斷，做必要的手術及內分泌治療，也許馮叔叔再活十年都沒有問題。」

姚老師還是有些自責：「雖然我不懂前列腺癌，但我也是醫生，你馮叔叔的癌症拖到今天，我有責任。」我安慰姚老師：「不要自責了，有空提醒妳的三個兒子，注意前列腺的定期檢查。」

引起前列腺癌的危險因素尚未完全明確，已經確認的包括年齡、種族和遺傳性，如果一個一級親屬（兄弟或父親）患有前列腺癌，本人患前列腺癌的危險性會增加一倍以上，兩個或兩個一級親屬患前列腺癌，危險性會增加到五至十一倍。

姚老師有些著急：「快告訴我，怎麼才能早期發現？」

「那就是在沒有症狀的健康男性中，進行ＰＳＡ的前列腺癌篩查了。國內五十歲以上的前列腺癌發病率大概為〇．五％，這個比例其實不低，建議妳的三個兒子五十歲以後每年必須檢查一次ＰＳＡ及ＦＰＳＡ。」

總ＰＳＡ（包括ＦＰＳＡ）大於四．〇納克／毫升為異常，介於四至十納克／毫升時，在中國，穿刺前列腺活檢確診的比例大概有一五％。

姚老師很好奇：「為什麼你馮叔叔的ＰＳＡ檢查要推到一週之後呢？」

因為有一些因素會影響到血清ＰＳＡ的水準，譬如前列腺的指檢之後，膀胱鏡檢查及前列腺穿刺活檢更會導致ＰＳＡ的升高，為了精確ＰＳＡ的結果，就推到一週以後了。

後來的一系列結果證實了我的判斷，馮叔叔的前列腺穿刺結果提示前列腺癌，ＰＳＡ大於一百納克／毫升，Gleason 評分（前列腺癌的病理形態評分）八分，臨床分期為T4（腫瘤侵犯精囊外的其他鄰近組織，膀胱頸及直腸受累），唯一讓人欣慰的是ＥＣＴ檢查沒有骨轉移。按照前列腺危險因素等級分類，歸於高危，預後不容樂觀。

不過，隨著近年來對ＰＳＡ的研究，用ＰＳＡ進行前列腺癌的篩查也充滿了爭議。因為ＰＳＡ的假陽性率太高，多數經ＰＳＡ測定疑診為前列腺癌的病人事實上並沒有患癌，前列腺增生、前列腺炎、尿路操作等之後的ＰＳＡ水準都會升高。另外，ＰＳＡ正常也不能排除前列腺癌的診斷。

4 寫給遠在天堂的老先生的一封信

前列腺癌沒有可以預防的措施，
防患未然的最好方法就是提前發現，已獲得治癒。

九天後的下一個夜班，一夜的平安無事，早晨七點我起床了，洗漱後查看重症病人，心裡有一絲輕鬆，終於可以準時下班了。

查房剛到一半，突然護士通知我，病房走廊來了一名六十二歲的男性膀胱大出血病人，入院手術都沒有辦，直接跑到住院部來了。我有些惱怒，怎麼這麼不講規矩？

病人姓余，老中醫，蹲走廊的牆邊瑟瑟發抖，褲襠已經完全被鮮血濡溼，他的兒子在一旁攙扶著他，焦急的哀求我：「醫生，救救我爸！」

我簡單詢問病情，並弄清他沒有辦入院手續的原因，因為發病急，叫上一輛計程車就趕到醫院了，忘記了帶錢及社保卡。

必須急診行膀胱內血塊清除術，順便做膀胱鏡檢查了解出血原因，必要時用電切鏡電凝止血。我猶豫了半分鐘，從錢包裡掏出兩千人民幣給他的兒子：「去把入院手續辦了吧，不然我沒有辦法做手術，但你記住，今天得把錢還我。」幾乎在他兒子辦入院手續的同時，我把余老先生送進了手術室。全麻下置入膀胱鏡鏡鞘，用高壓空針吸盡凝血塊，凝血塊大約有四百克，然後膀胱鏡下仔細查看出血部位，出血來自前列腺突出於膀胱的部位，突出的部位糜爛，取活檢時感覺質地比較硬。

又是一例前列腺癌。

把安全返回病房的余老先生安排到加床上，余老先生的妻子也從家裡趕來了，給我一個信封，說是還我的錢。我接過信封放進褲兜，脫下白大褂驅車回家，回家後把信封裡的錢數了一下，三千人民幣，我苦笑，這筆買賣太划算了，不到一個小時光景，賺取一千人民幣利潤。節外生枝啊，我打電話給我的學生，務必還他多給的一千人民幣。

隨後余老先生的檢查結果比馮叔叔還嚴重：前列腺癌晚期伴骨轉移。

我主管的兩位前列腺癌病人，都沒有前列腺根治手術的適應症，全科術前討論，一致同意行雙側睪丸切除術（去勢），配合內分泌治療、放療。

雙側睪丸切除術本質上也是內分泌治療的一部分，因為前列腺癌的病人，九五％的癌細胞依賴雄激素生存，配合藥物最大限度雄激素阻斷，如同往熊熊燃燒的乾柴澆下一大盆水，火焰迅速被撲滅了，至於那些星星點點不肯熄滅的殘存木炭，短期內形不成大氣候。

馮叔叔及余老先生的手術安排在同一天進行，手術非常簡單，為了避免切除睪丸對他們造成了心理影響，選擇的方式是睪丸實質剝脫術，療效與睪丸切除無差別，術後陰囊內依然可以觸及類似睪丸的結節。

也是在同一天，馮叔叔與余老先生一起出院了，出院時我反覆叮嚀他們：「一定要堅持服用比卡魯胺（Bicalutamide），每三月複查一次PSA。」

馮叔叔在姚老師的監督下很嚴格遵守醫囑，余老先生出院後偶爾會打電話給我，說他恢復良好，請放心。

兩年後，余老先生再次住院，很快與世長辭。

余老先生去世後的第二天，我在我的QQ空間飽含淚水的寫了一篇千迴百轉的日誌：《余老先生，一路好走》。

一直倔強的余老先生，終於走了。

昨晚九點，我在住家附近的小書店流連，突然接到余老先生的電話：「我不行了，來救救我。」

九點三十分，我氣喘吁吁趕到余老先生的病床前，麻醉科醫師做氣管插管，值班醫師正在進行胸外心臟按壓。

床上躺著的余老先生瘦若青竹、枯如殘荷，我知道，生命的餘韻，漸行漸遠……。

我換下值班醫師，繼續心臟按壓，天很熱，滿頭大汗。九點四十八分，我垂下了指尖，所有的努力，均無力挽留逝去的香魂一縷，我輕聲宣布臨床死亡。

余老先生真的走了，享年六十四歲。

余老先生是我的一位病人，前列腺癌。

第一次見到余老先生是在兩年前的一個早晨，膀胱大出血，余老先生的兒子陪著來醫院，出發時匆忙，幾乎沒有帶錢。

需要急診手術，但沒有辦理入院手續的余老先生，沒法被送入住院部手術室，我從錢包裡掏出兩千人民幣，囑咐余老先生的兒子去入院處繳費及辦理相關手續，並一臉嚴肅告誡：「希望你能在今天把錢還我。」

術畢返回病房，余老先生的兒子還我錢了，而麻醉甦醒後的余老先生對我說的第一句話是：「我要為你送面錦旗。」

從此，我就和余老先生結下了不解之緣。

之後不久又為余老先生行了第二次手術，恢復良好，出院時我不厭其煩提醒余老先生：「一定要按時服用比卡魯胺和定期皮下注射諾雷得（前列腺癌專用藥），從分子水準上阻斷雄激素，可保你數年內性命無虞。」

余老先生是成都頗有名望的一名中醫，後來我才知道，他對我的治療計畫置若罔聞，一直迷信自己的手藝，每天熬製中藥，開始了同前列腺癌的頑強作戰。

年初，余老先生來醫院複查，骨掃描及MRI提示，余老先生已經出現了腹膜後器官及骨轉移。

我痛心疾首於余老先生的固執，而病情每況越下幾乎宣布了余老先生的生命進入倒數。

余老先生爽朗大笑：「下醫生，老子死也要死在你的手裡。」

今年三月，他因昏迷住進成都軍區總醫院，因為他的兒媳是總醫院的醫生，方便照顧，但他醒來後的第一件事卻是打電話給我：「哪個醫生我都不信任，我只信任你。」

很快，他又輾轉來到了我管轄的病房。

治療是沒有前途的，但余老先生始終樂觀，這期間出現的腹瀉、骨痛等症狀，即使我休息，他也照樣通知我，而且非我開具的處方不取。

寫到這裡，我鼻子發酸，淚水終於肆意的滑落下來，為了兩千人民幣的信任，為了現實中日益惡化的醫患關係。

生命溫柔退場了，離歌輕唱，我真的不知道該說些什麼。

十多年的懸壺濟世，經歷過無數的生命從我手中消逝，或許是麻木了、是堅強了、是司空見慣了，不過這一次，余老先生的仙逝還是讓我唏噓不已。

余老先生走了，他的老伴虔誠的拿著毛巾，為他仔細擦拭著身體，蒼老的手指觸摸著冰冷的肌膚，她的眼神寂靜而專注，並且一遍又一遍把落到額前的銀絲拂到耳後去。

余老先生，一路好走，其實醫生和患者之間，也有著看似無法抵達卻能夠抵達的東西，一如你的老伴對你的深情。

馮叔叔出院後一直堅持服用比卡魯胺，原本決定的外放射治療被馮叔叔堅定拒絕了。大概二〇一一年底，馮叔叔出現骨痛、噁心、嘔吐等症狀，PSA也迅速飆升到一百納克／毫升，ECT提示骨轉移。二〇一二年四月，馮叔叔的三個孝順的兒子在金碧輝煌的皇冠假日酒店，為老人家舉行八十歲生日慶典，知道時日不多的馮叔叔堅定微笑著站在臺上致辭。我知道，在八十年的漫長歲月裡，在長滿常春藤的花園裡，種植著兒孫滿堂的幸福與快樂，也塵封著不為人知的苦澀與憂傷。

一個月之後，馮叔叔安詳的閉上了雙眼。

與其他的癌症一樣，前列腺癌多是在體檢或者出現明顯症狀時發現的，比較遺憾而且與其他癌症不同的是，臨床上確診的病人多是前列腺癌晚期，已經喪失了施行前列腺癌根治手術的最佳機會。

前列腺癌沒有可以預防的措施，防患未然的最好方法就是提前發現，以獲得治癒。

5 最賞心悅目的變態技術

手術開始，庖丁解牛般的技術看起來有些變態，一小時不到，完整的前列腺被取了出來。

夏哥是成都市的一名普通公務員，單位每年都會安排他們到醫院做一次體檢。他所在單位頗能與時俱進，二〇一〇年把PSA列為五十歲以上男性的必選檢查項目，也就是那一年，五十二歲的他，PSA結果提示二十三納克／毫升。

我與夏哥不是很熟，朋友介紹我們在一起吃過一頓飯，然後再也沒有聯繫，不過我對他的印象極好，謙和而幽默。他是一名轉業軍人，在飯桌上講過他的愛情故事，記憶猶新。

夏哥與他的妻子在同一個部隊服役，他們互相喜歡。第一次約會是他約她從部隊駐守的窮鄉僻壤，驅車三十公里到縣城看電影，他找了一輛破敗的軍用北京吉普車，興高采烈驅車上路，走了半截，吉普車熄火了，電影看不成了，她有些沮喪。夏哥把腦袋湊過去，目不轉睛看著她，她被他深情的目光盯得小鹿撞懷一般的慌亂：「你幹什麼啊？不許看！」

夏哥嬉皮笑臉回答：「電影看不成了，看妳才是最幸福的。」

那天他們接吻了，寂寥的路邊，伴隨他們的還有車窗外野花悄然綻放的聲音。

拿著ＰＳＡ檢查結果的夏哥很慌亂，翻出我的手機號碼，打電話問我：「怎麼辦？」

我直截了當說：「ＰＳＡ都二十多了，幾乎可以確定是前列腺癌，但最後的確診仍然需要前列腺穿刺，先住院吧。」

按部就班的入院檢查，ＭＲＩ及穿刺結果、Gleason 評分都不是不好，處於T2a期（前列腺腫瘤已經侵犯前列腺包膜外）。

與夏哥及夏嫂反覆溝通病情，我的治療計畫是：行開放式恥骨後前列腺癌根治術，術後輔助內分泌治療及輔助放療。

夏嫂愁腸百結：「有沒有更好的治療方法呢？」

我誠實回答：「有，腹腔鏡前列腺癌根治術具有損傷小、術野（按：手術時視力所及的範圍）及解剖結構清晰的特點，術中和術後併發症少，但我還沒有親自做過這種術式。」

夏嫂的目光游移不定，與夏哥討論了半天，對我冒出一句話：「謝謝你，要不明天你讓夏哥出院，我們找別的醫院試試。」

腹腔鏡前列腺癌根治術對醫生的要求很高，有複雜的操作程序，那時我確實沒有掌握腹腔鏡前列腺癌根治術，但在病人及病人家屬面前，直言不諱的表達自己的技術水準還不夠檔次，是一種優秀的品質。

當然，夏嫂另外選擇醫院的舉動還是讓我不爽，我們有許多共同朋友，隱約覺得有些丟面子。

當天晚上我去一家小酒館喝酒，朋友安慰我，沒有誰可以把本專業的所有手術都做得出類拔萃，沒事，讓夏哥出院吧。

而我更擔心的是，朋友說夏哥準備去北京三〇一醫院找泌尿外科主任張旭教授做手術，我了解張旭教授的門診時間、手術日及繁忙程度，那是一條多麼漫長的求醫之路。而夏哥的病情，經不住這樣的折騰。

酒至微醺，我打電話給同濟醫院泌尿外科主任王少剛教授：「哥們，來幫幫我吧。」

王少剛教授平時不善言辭，與我的口若懸河形成鮮明對比，恰恰是性格的巨大反差，讓我們成了無話不談的兄弟，他覺得我像金庸筆下的日月神教教主，天地之間任我行。

「大俠吩咐的事，我豈能不來，差旅費我自掏腰包，會診費、禮物通通不要，算我來教你做這個手術，你要承認，你也有不行的時候。」

第二天，我把夏哥、夏嫂叫進醫生值班室，值班室沒人，方便我說話及違反醫院規定。我不許夏哥出院，口氣異常堅定的陳述我的計畫：「我聯繫了中部泌尿外科一把刀來成都，為你實施腹腔鏡前列腺癌根治術，請讓我，幫你們做一次決定。」

我看到了夏哥、夏嫂眼睛裡閃爍的淚花，我也同樣的心潮澎湃啊，從醫近二十年，是我第一次越俎代庖，為病人做必須接受手術、必須在手術同意書上簽字的決定。

週六上午十一點，王少剛教授如期到達成都，簡單的午餐之後，手術開始。王少剛教授庖丁解牛般的嫻熟技藝看起來甚至有些變態，一小時不到，出血不到五十毫升，完整的前列腺（包括膀胱頸）被取了出來，**這是最優雅的變態、最賞心悅目的變態**。

術後的夏哥恢復良好，十天後出院了，出院那天，夏嫂在我的脖子上很虔誠的為我戴上了一個觀音玉佩，抱著我一直不鬆手：「從現在開始，你是我的親弟弟。」

觀音玉佩是禮物，更是見證，我不認為我是受賄，醫患之間永遠不要破壞四種東西：信任、配合、使命、仁心。

後來夏哥堅持服用藥物阻斷雄激素治療，堅持前列腺癌的外放射治療，他的ＰＳＡ複查一直保持在接近零的水準。前年底結束，就再沒有採取任何治療措施了，只是每三個月複查ＰＳＡ一次，因為他已經痊癒！

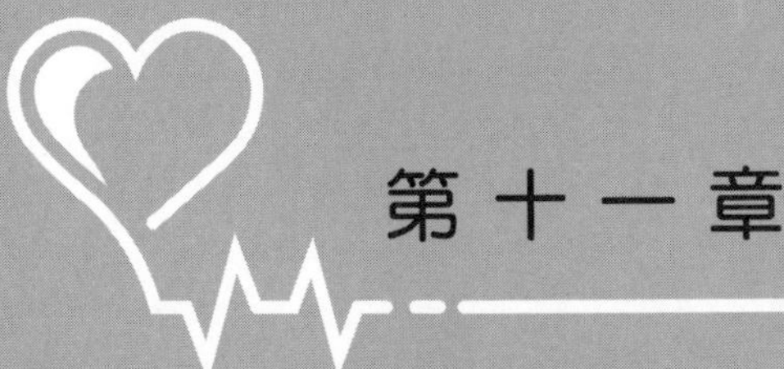

第十一章

無性婚姻：身體和靈魂總有一個在路上

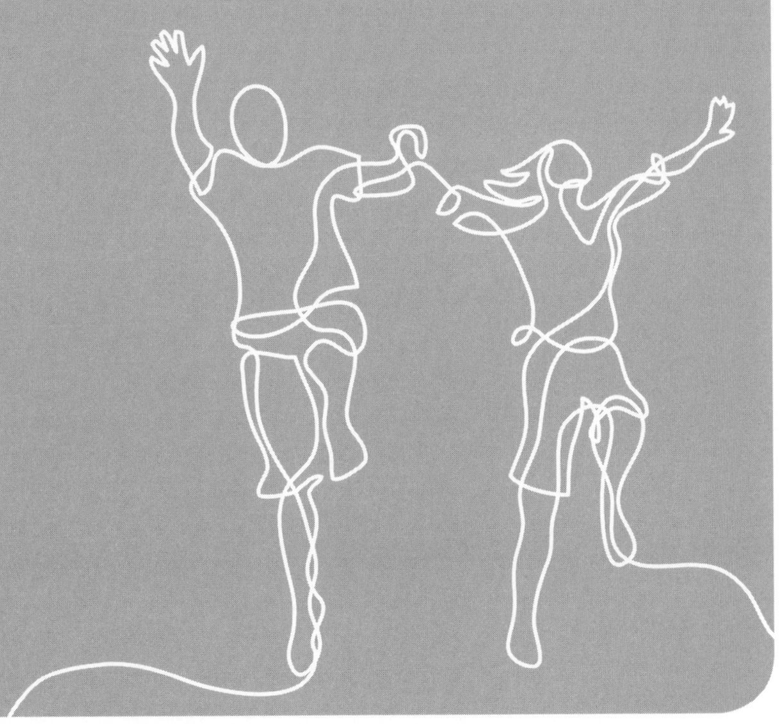

1 失樂園裡的模範夫妻

在中國，無性婚姻比例高達三〇％以上。

無性婚姻的定義：夫妻之間每月性生活次數小於或者等於一次。在中國，無性婚姻已經成為嚴重的社會問題，比例高達三〇％以上。

作為資深男科專家，我認為，夫妻之間有意製造一點狗血劇情是解決方案之一。譬如妻子打扮得花枝招展，像要外出約會似的，讓丈夫誤以為妻子有出軌嫌疑。丈夫會氣血攻心，再次激發出潛在的征服慾，把妻子看得更嚴，增加夫妻之間性生活的次數。要是妻子真的出軌了，眼淚的存在，證明了悲傷不是一種幻覺。

有夫妻兩人，膝下一子，均是我生活中的好友，已經無性婚姻兩年多。妻子向我抱怨，並求我賜錦囊妙計。我暗授機宜，吧啦吧啦吧啦。

妻子覺得不妥：「好像不靠譜吧？」

我對她挑戰我的權威性非常不爽：「就得這樣做，方能重新找回往日激情。」

於是去年年底的一個晚上，丈夫下班回家，妻子一邊炒菜一邊徵詢丈夫的意見：「親愛的，我們生第二胎吧。」

丈夫把頭搖成撥浪鼓：「養一個都很辛苦了，再來一個老二，累死人了。」

妻子把鍋鏟放下，對著丈夫巧笑嫣然：「你就不想要一個親生的？」

結果，他們打起來了。

這一次，是我的處方下得太猛，當我心急火燎的趕往他倆家中說明情況時，丈夫差點把我也暴打一頓。

夫妻是大學同學，工作後一起分配到成都，順理成章的結婚。這個世界有許多夫妻抵抗不住新鮮與刺激的誘惑而勞燕分飛，但他倆的感情甚篤，至少從表面看來，是朋友心目中的模範夫妻。

但是，他倆的性生活頻率卻一落千丈，步入無性婚姻的行列。

2 黑暗中的婚姻，怕的是心盲

婚後夫妻，有自慰習慣的男性占了將近一半，女性占三〇%。

在朋友面前怎麼糊弄都行，回到家裡總會同床共枕，丈夫起初以工作忙、心力交瘁來作為逃避性生活的藉口。逃得了一時，逃不了一世，偶爾強打精神做做樣子，甚至不射精，便早早結束性生活的程序。

不射精有很多壞處，壞處的疊加，更會造成性生活頻率的進一步減少。

首當其衝的是骨盆盆底肌肉和性器官的長時間充血，誘發無菌性前列腺炎；其次是精囊腺長時間充血，誘發精囊腺炎；而強行性交中斷，誘發勃起功能障礙；還存在逆行射精的可能，嚴重者導致男性不育，生二胎變成一件不可能完成的任務；誘發痔瘡；出現性神經衰弱症候群，譬如頭暈、焦慮、失眠、健忘。

無性婚姻帶給女性的危害更大，性激素分泌紊亂、皮膚失去光澤、脾氣暴躁、更容易衰老，提前進入絕經期。

在無數個孤枕難眠的夜晚，她們只能偷偷上網去搜尋答案，或者把滿腹心事告訴自己的閨密。

前Google資料專家賽斯．史蒂芬斯．大衛德維茲（Seth Stephens-Davidowitz）出了一本書《數據、謊言與真相：Google資料分析師用大數據揭露人們的真面目》。他從Google的搜索紀錄中，得到最真實、最全面的統計大資料。他用這些資料分析兩性關係以及婚戀現象，得出的結果出人意料，卻意味深長。他發現「無性婚姻」這個關鍵字的搜索次數，比「不幸婚姻」高三．五倍，比「無愛婚姻」要高八倍。

社會學家把無性婚姻的原因，歸咎於高強度的生活壓力，這個結論是錯誤的。那麼，導致無性婚姻的真正原因是什麼呢？

簡單的是，**對方的身體不再具有吸引力**，尤其是女性。

而中國另外的一些統計資料更表明了無性婚姻的殘酷，婚後夫妻，有自慰習慣的男性占了將近一半，女性占了三〇％。

近期，明星李某妻子王燕（化名）出軌，微博的瘋狂洗版，一度造成微博伺服器癱瘓，正因如此，據說微博增加伺服器的數量，可以一次接納八個一線名人出軌的洗版容量。

初識李某，是在電影上，當然不是在電影院看的，是在家裡放ＤＶＤ，據說是禁片，故事很驚悚。後來，我又看了李某的幾部電影，他總能夠將人們的善良、執拗演得很到位。於是他成名了，如日中天了，成為影視圈的一線明星。

李某終於可以豪氣追求以前他做夢也不敢高攀的女人了。

他的目標是王燕，但王燕的心中有一個更有魅力的男人。

我敢打包票，那時的李某多少還有些毫不起眼，王燕內心裡瞧不上李某。但王燕與她那更有魅力的男人合計了一下：這可是一部印鈔機啊。侵欲無厭、規求無度的王燕心懷鬼胎的答應李某的求婚，而王燕心愛的男人怎麼辦呢？只能暗度陳倉，繼續高潮迭起。

人的心理能夠得到解析，王燕獲得出席各類明星璀璨聚會的機會，她可以理所當然的置身於明星中間，與眾多權貴討論皮膚的保養與養身之道，討論巴黎的浪漫與紙醉金迷。

也許有那麼一年甚至幾年，她對李某有點喜歡了。

李某只知道不斷賺錢、賺錢、賺錢，結果呢？家裡的母豬越餵越肥，越喜歡在泥沼裡打滾。有一句話請記住：「貪婪的人越健壯，就越傾向邪惡。」

錢不是萬能的，沒錢則是萬萬不能。君不見我們的好朋友阿凡提（按：大陸電影《阿凡提的故事》，是一部木偶逐幀動畫電影），才貌雙全，只因為交通工具是驢而不是寶馬、賓士，迄今形單影隻，難博女人芳心。

李某辛苦打拚賺來的錢都上交給老婆，自己有多少銀行卡、多少固定資產都渾然不知。

羽翼豐滿的王燕有底氣了，本來就是喜怒無常的野蠻老婆，渾然天成的冷嘲熱諷讓李某如坐針氈，恬淡時王燕是水，「所謂伊人，在水一方」。憤怒時王燕是霜，「寒風吹我骨，嚴霜切我肌」。可憐的模範老公李某，情願老婆是氣，化成一陣風一片雲，多好看啊，清風徐來搖菊影，白雲閒逸繪秋聲。

以我資深泌尿男科醫生的明察秋毫，此時他倆的床第之歡已經很不和諧了，所以只能用別的男人來代替李某。

眼下，不偷腥的男人很少，算是稀有動物；紅杏出牆的女人也比比皆是，然後愛情變成親情，親情是火不能滅、水不能溺，但是婚內出軌依然防不勝防。

3 出格獵奇是初衷，而非尋找愛

女人在尋覓新歡的道路上非常躊躇，性策略理論的中心思想，交配有利於進化。

香港藝人不雅照事件曾經轟動一時，我不認為事件的主人公有病，那只是大腦的一種自發反應，與過了新鮮期的情侶性愛，不會再有驚喜，性快感程度肯定低於預期。於是乾脆將與過往女友的情色畫面記錄下來，作為一種撫慰自己的獎勵。

繁衍後代，是人類進化的出發點之一，大腦會默認能夠讓你性慾增加的東西，必定面臨著一個非常好的繁衍後代的機會。這是科學，也是真理，所以無數男人、女人為了一個簡單的目標前仆後繼。

發展到了現代，繁衍後代不是目的了，而是追求快感和刺激。

手淫成癮、頻繁開房可以成癮，與吸食毒品類似。

好色是男人的天性，對女人，何嘗不是如此。

女人和男人的開房比例為什麼如此懸殊？

因為與女人相比，男人的性慾更容易誘發；女人對男人，往往需要對人品、相貌、知識面、所屬階層進行全面審視；沿襲幾千年的重男輕女使女人受到了更多禁錮；即使到了現代社會，也存在男女之間的極度不平等，男人妻妾成群是本事，女人性伴侶越多，往往被人視為蕩婦；女人在尋覓新歡的道路上非常躊躇，性策略理論（sexual strategies theory）的中心思想，交配有利於進化。無性婚姻的女方，很有可能紅杏出牆，這是因為潛意識裡的一種渴望，紅杏出牆也許能夠重新證實自己的魅力；性生活不和諧的女人，也可能會紅杏出牆，想體驗性生活的美妙。

另外一種情況不能忽視，每個女人心中都住著一個任性的小孩，獵奇、出格的玩一次是初衷。只有極少數女人的出軌，是為了尋找屬於她的愛情。

4 愛情源於關注，未必要姿勢豐富？

任何為了追求性高潮而選擇的場景、姿勢都值得點「讚」。

如何來規避這種極度傷害家庭和諧的情況發生呢？

夫妻一定要盡可能的經常在一起，互相分享各自生活中的奇聞軼事，最好經常帶著孩子結伴旅遊，不斷為婚姻生活注入新的活力。愛情源於關注、發自肺腑的愛慕，深切的關注會讓大腦產生苯乙胺，是大腦獎賞的一種「愉快分子」。哇，四目相對，我的眼中只有你。

有一個祕密：巧克力富含苯乙胺。所以，別學李某無止盡的向王燕送花。送給老婆的禮物，最好選擇各種巧克力。

出門逛街時夫妻手牽手，經常擁抱與接吻，蜻蜓點水似的也行。晚上睡覺時相擁而眠，男人手撫女人咪咪，女人手抓男人丁丁，不做愛也沒啥關係，依戀與嫉妒，慾望與期待，會讓夫妻雙方分泌的多巴胺厚道起來，杜絕偷情後患。

催產素是個好東西，不僅女人分泌，男人也分泌，它是最值得信賴的荷爾蒙。尤其是在性高潮後，加上大量內啡肽的釋放，會讓夫妻身心更加愉悅。所以，任何為了追求性高潮而選擇的場景、姿勢都值得給讚。

性愛的兩條金科玉律：

- 我能想到最浪漫的事，就是給他所有姿勢。
- 做得越多越想做，做得越少越不想做。

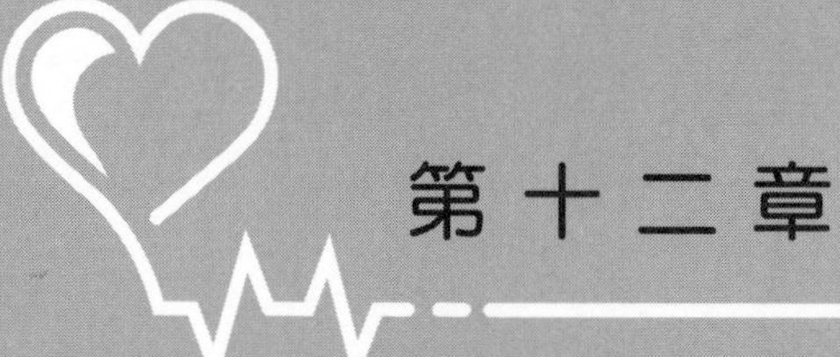

第十二章

性病：我看你時很遠，你看我時很近

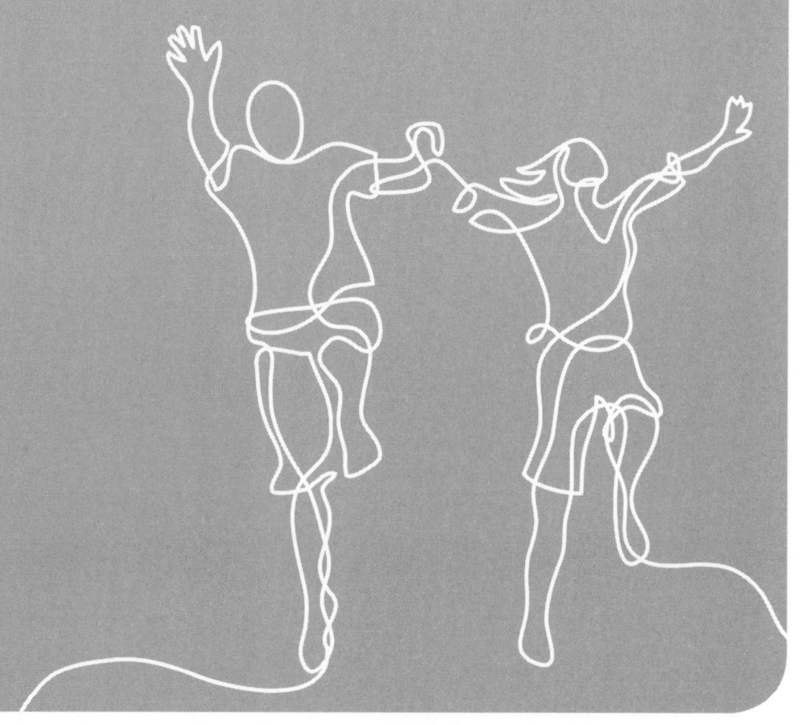

1 別把尿路感染當成淋病

淋球菌不但可以引起泌尿、生殖系統的炎症，還可以通過血液傳播引起關節炎、心內膜炎、腦膜炎和敗血症等。

二〇〇五年春天的一個晚上，相識十年的好朋友老常約我吃飯。

老常是中國大學生詩派創始人之一，在中國現代文學史上留下了濃墨重彩的一筆，不過已經不寫詩了，拿他的話來說，成都的文學女青年都在方圓二十公里以外，在市中心寫詩，有點二（按：形容一個人做事考慮不周到）。

老常身材不高，走路重心偏低，生意做得得心應手，認識的美女也數不勝數。我經常拿著鏡子發愁，相貌和氣質都不輸於這個老渾蛋的下水道同志，為何沒有他那麼多的豔遇？

老常有句名言：「四川盆地是詩歌的子宮。」成都出美女，也出詩人。很多的詩人飯局我都參加過。攜美女和老常一起吃喝很危險，有一回我帶了一名歷盡千辛萬苦才答應和我約會的美女與他用餐，席間他問我：「上回那個美女告你 me too（按：在社交媒體上廣泛傳播的一個主題標籤，用於譴責性侵犯與性騷擾行為），你是怎麼洗清罪名的？」

我馬上遭遇滅頂之災，美女飯都不吃了，馬上起身告辭。

這是生活中的損友，對我來說，與惺惺相惜的損友在一起，分擔的痛苦是減半的痛苦，分享的快樂是加倍的快樂。

不過那天晚上的飯局，卻讓我倍感屈辱。

這是成都詩人圈子的一個飯局，老常熱心的把我介紹給席間的每一個人，介紹到老鐵的時候，他明顯感覺到他眼中的惡意。老鐵也是成名已久的詩人，他對我說的第一句話：「下醫生，我們又見面了，你是個庸醫。」

飯局因為老鐵的冷語變得凝重起來，而冷語相向的感覺對我來說就像是墜入深海般的孤獨、冰冷，即使在接下來的聚會當中，我也沒有從數不清的寒暄中汲取到一丁點暖意。

老鐵直言不諱的說：「十年前，我因為尿路感染去找下醫生看病，他非常粗暴的診斷為淋病，吊點滴五天，花了我一千多人民幣，相當於我三個月的工資，絲毫沒有好轉。後來我去了另外一家三甲醫院，不是淋病，醫生只開了不到一百人民幣的處方，兩天就好了。」

我在腦海裡努力回憶，滿眼迷茫，無限空寂。我真的記不得我為老鐵看過病，既然老鐵這麼言之鑿鑿，肯定是真的。

老鐵不依不饒：「開那麼貴的藥，是為了回扣吧？」

「其實十年前開任何藥都沒有藥品回扣，藥品開始出現回扣是從一九九七年開始的。」

我無奈解釋。

那一瞬間，我覺得自己老了，歲月的洪流，捲走了青春，捲走了年華，剩下的只是一個被歲月刻下深深印痕的、傷痕累累的軀殼和一顆滄桑的心。

還是得想方設法還原事情的真相。

十年前，應該是一九九五年，我剛剛定科不久。所謂定科，就是用三年時間流轉完內、外科各個不同的專業之後，由各科主任考核，最後確定了我的專業方向，泌尿外科。

估計老鐵第一次來找我看病，我經驗不足，僅僅憑症狀就下了淋病的診斷，治療效果不好，追加了藥品劑量。要知道，當時廣泛用於淋病治療的頭孢曲松鈉針劑，是一百多人民幣一支。每天兩支，連續使用五天，一千多人民幣就沒有了。

老常打著圓場：「別說了，過去了這麼久，日月消長，以後我們都是朋友。」

是的，沒有原因，看似還在，卻已然消逝；太多困惑，深挖意義，是沒有意義。醫生的臨床經驗需要時間和技藝的磨礪，成長，也是一個痛苦的過程。

什麼是淋病呢？

淋病是由淋球菌引起的性傳播疾病，傳染性強，發病率居各種性傳播疾病之首，但呈逐年遞減趨勢，與淋病患者或帶菌者發生一次性關係，就有二五％至九〇％的可能會因為被傳染而發病。

淋球菌不但可以引起泌尿、生殖系統的炎症，還可以通過血液播散引起關節炎、心內膜炎、腦膜炎和敗血症等，造成嚴重後果。

最深刻的病例來源於一名十四歲的男孩，一九九四年因為尿路感染引發敗血症入院。聯合使用青黴素和第一代頭孢菌素，無效。吳炳泉教授查房時囑咐男孩脫下褲子，尿道口有大量黃白色膿液，塗片發現革蘭氏陰性雙球菌，命令我更換抗生素為頭孢曲松鈉，很快痊癒。吳炳泉教授反覆向我強調，但凡尿路感染，無論年齡大小，一定要追問是否有性交史、治游史。而忽略對外生殖器的檢查，算是失職。

男性感染淋球菌後二至七天，首先出現尿道口搔癢、紅腫，尿道內燒灼和疼痛，接著出現尿急、尿頻、尿痛和尿道內流膿等急性尿道炎症狀。嚴重者細菌可上行引起前列腺炎、精囊炎、附睪炎和睪丸炎。淋病在急性期如治療不及時或治療不徹底，可轉變為慢性，並經常反覆發作，久而久之，由於尿道黏膜損害形成許多疤痕，造成尿道狹窄而發生排尿困難。

女性被淋球菌感染後，尿道炎症狀比男性輕，因而不容易及時發現，但容易引起子宮頸炎、宮體炎、輸卵管炎、骨盆腔炎等，可導致宮外孕或不孕。

淋病的診斷：根據病史及實驗室檢查可以明確診斷，塗片發現革蘭氏陰性雙球菌，馬上出結果；淋球菌培養時間得二十四小時，是診斷淋病的金標準。

對醫生來說，應該急病人所急，一般在塗片發現革蘭氏陰性雙球菌後，就應該開處方。

有一種情況必須注意，不少病人來醫院就診時，往往服用了不同類型的抗生素，塗片時淋球菌的形態遭到破壞，找不到淋球菌也不能排除淋病的診斷。

淋病的治療：淋病目前最常用頭孢三代、喹諾酮類、四環素類進行治療，如夫婦中有一方得了淋病，應該雙方同時治療。治療要澈底，必須達到治癒標準後方可停藥，否則會轉為慢性，性交經常造成急性發作。

治療期間應避免劇烈運動，吃清淡飲食，禁忌飲酒，絕對禁止性生活。

2 性病應急預防——臨「床」須知

人體感染淋病後，約二〇％的男性及六〇％的女性可能沒症狀。

怎麼才算治癒呢？

症狀、體徵完全消失；治療結束後的四至七天從尿道取材（或者前列腺按摩取前列腺液）、女性從子宮頸及尿道取材，分泌物塗片或淋球菌培養連續兩次陰性。

治療方法看上去簡單易行，但是，為數不少的淋病病人的就醫經歷卻是跌宕起伏的血淚史。不要以為自己去百度搜索淋病的相關知識，或是去買一本淋病診療的教科書，照著用藥就能夠治癒。

急性淋病確實是最容易治療的性病，千萬不要盲目聽信男科醫院的廣告宣傳，動不動就要吊點滴，而且時間長達一週甚至半個月之久，那是光天化日之下的敲詐。

遺憾的是，被敲詐數千人民幣甚至上萬人民幣的病人不勝枚舉。

最好去醫院連續肌注三至五天的頭孢曲松鈉，頭孢曲松鈉已經很便宜了，效果立竿見影，百來人民幣的花費，解決你的難言之隱。

特別提醒，人體感染淋病後，約二〇％的男性及六〇％的女性可能不出現症狀，為什麼呢？男性生殖器兼排尿和射精，一個通道；女性的尿道與陰道是分開的，兩個通道，陰道感染淋病經常不出現症狀，所以無意間感染的危險太大了，防不勝防。

中國是世界上濫用抗生素最嚴重的國家，耐青黴素酶的淋球菌在中國的比例高達九〇％，耐喹諾酮淋球菌的比例高達九九％，真是一個令人瞠目結舌的資料。世界衛生組織二〇一五年沉痛宣告，不推薦使用喹諾酮類藥物治療淋病。

在各種水果的種植及家禽、魚類的飼養問題上，中國人肆無忌憚的使用抗生素，毫不誇張的說，以後對所有抗生素都不敏感的超級細菌，其誕生恐怕離不開中國人的功勞。

那天酒足飯飽以後，我們一行人移師到酒吧小坐。

老常為了活躍稍顯沉悶的氣氛，突然提出一個嶄新的問題：「開房時，有沒有『臨門一腳』前的預防措施？」

所有的人都感興趣，這個世界處處充滿陷阱，再也不是那個你騎著單車就能載著姑娘約會的年紀，再也不是那個陽光一笑就能讓人傾心的年少時光。掌握一些醫學知識，才能夠保護自己。

我清了清喉嚨：「最理想的辦法是往中間一套（避孕套），偏偏男人們覺得有穿起襪子洗腳的感覺，很不舒服，影響把酒論劍和快意江湖的情緒。

「根據淋球菌的病原體特點和藥物的半衰期，可以事前口服米諾環素膠囊，房事前的兩小時用溫開水服下兩粒（兩百毫克），房事後的十二小時再服一粒（一百毫克），對預防淋病及非淋應該有效，但缺乏循證醫學證據，因為沒有醫生從事這項研究，大家可以試試。」

剛才一直板著臉的老鐵也來湊熱鬧了：「下水道，你再說清楚一些。」

我答：「用指頭撫摸**女方生殖器，如果有突兀狀的小疙瘩，還是算了吧**，對方很可能是尖銳溼疣（按：俗稱菜花，是性傳播疾病。常見臨床症狀為菜花狀肉芽，常發於生殖器，肛門等部位。）患者；**輕輕嗅下指頭的氣味**，如果發臭或有異味，也勸你們偃旗息鼓，發臭一般是因為陰道炎及捷足先登的兄弟，在她體內留下的液體發酵所致。」

老鐵又提出另一個問題：「酒店、機場的公共馬桶有沒有傳染性病的可能？」

目前沒有任何一項研究表明：坐公共馬桶會傳染上性病。

但是，根據性病病原體體外的存活時間，理論上有傳染性病的可能性。

迄今，坐公共馬桶會傳染性病依然存在爭議，二〇一五年，美國大眾醫療新聞網站發表文章稱：「公共馬桶傳染性病的說法根本不可能存在，因為像馬桶這樣堅固的表面是不利於性病傳播的。」不過，調查顯示，美國有七四%的人相信馬桶會傳播性病。

美國大眾醫療新聞網站的這篇文章引發軒然大波，在中國，無數醫生參與了這個話題的討論，部分醫生堅持自己的觀點：能通過接觸傳染的皮膚癬等皮膚病，以及淋病、梅毒、尖銳溼疣等性病，都有可能通過公共馬桶傳染。

但是，仔細琢磨一下，坐公共馬桶時，是皮膚較厚的腿部、臀部與馬桶圈接觸，客觀上幾乎規避了性病傳染的可能。

其實，最讓人擔心的，是屁股濺水。

屁股濺水是常見現象，尤其是價格低廉的國產馬桶，而在沖馬桶時，有噴嚏效應，科學家做了一些有趣的研究：濺起的肉眼看不見的小糞便顆粒可以高達十公尺，所以沖馬桶時一定要蓋上馬桶蓋。濺到隱私部位了，是不是會增加感染的概率呢？

先看看糞便的細菌、病毒組成：以大腸為中心，寄生了一百多種細菌，數量超過了一百萬億個腸內細菌。腸內細菌分為有益細菌和有害細菌，有益細菌可以幫助人們維持健康，與陰道的菌群相似，最重要的是乳酸桿菌。有害菌群呢？譬如致病的大腸桿菌、沙門氏菌、金黃色葡萄球菌等。

所以肯定會增加感染概率，不過有迅速補救的方法：**馬上洗屁股、外生殖器**。

男性清洗的方法很簡單：清水加沐浴露。女性陰道內環境呈酸性，有以乳酸桿菌為主的大量菌群，彼此之間相互制約，維持內環境穩定，而大部分沐浴露是鹼性，不要在陰道口和周圍塗抹太多沐浴露，以免破壞陰道內環境，出現異味、誘發陰道炎。沐浴露簡單塗抹，然後迅速用溫水沖洗。

旗幟鮮明的表明觀點，我並不認為坐公共馬桶會傳染性病。

其實公共廁所裡的其他東西，譬如馬桶**沖水按鈕、門把手、水龍頭、紙巾機等，都比馬桶圈髒得多**，別不相信，這是嚴謹的醫學試驗得出的結論。

去了公共廁所、**用了公共馬桶，最應該做的事情是什麼？**

答：洗手。

洗手不是蜻蜓點水，得仔細洗。

那天是我玩得很不爽的一天，我們總會經歷悲傷，然後慢慢長大，那些讓我們流淚的東西，最後都由時間告訴我們，哭過的眼睛看世界更清楚。

現在的鐵哥，是我最好的朋友之一，但凡有泌尿外科和男科學問題，絕對第一時間向我諮詢。

3 我是神醫，聽聽便知老大中了哪種標

非淋菌性尿道炎病人中，女性是男性的四倍左右，其中七五％的非淋菌性尿道炎無臨床症狀。

二〇〇九年四月，我作為寫手，參與汶川大地震一週年的採訪工作，去了震中映秀、水磨古鎮、汶川縣城、蘿蔔寨等許多重災區考察。連綿不盡的裸露山體，依然混濁的奔濺的岷江，都給我極大的視覺衝擊，輾轉在不同的災區裡、不同的人群中，曾經秀美的崇山峻嶺、曾經清澈的母親河，記錄了大地震的血淚細節，為生者慶倖，為死者扼腕，祭奠，是因為我們不想忘記。

半個月後回到成都，四月底的一個下午正在整理資料，準備寫成內參，本院皮膚科吳醫生電話我：「下哥，我有一哥們，尿道炎遷延不癒，麻煩你看看。」

這是一次很滑稽的會診，地點在醫院旁邊的一座茶樓，吳醫生手裡拿著一疊病歷，彙報病史的不是病人，而是病人麾下的一名小弟。

我不悅：「病人呢？」

小弟連忙道歉：「你正對面坐著的就是我老大，他日理萬機，在與水磨古鎮的相關領導討論災後天然氣工程的援建。」

眼光掃描過去，他的老闆除了擁有一副彪悍的身軀，上帝還另外配送了一張每次都引起警察高度警惕的霸氣面容。

病人不願意與醫生面對面，按道理我應該拂袖而去，不過念及病人對災區人民的一片赤子之心，敷衍一下了事。

病人的主要症狀是尿道口分泌物伴輕微尿痛，無明顯尿頻、尿急，尿液分析提示白血球增多，淋球菌、衣原體、支原體檢測均陰性。去了成都市內數家三甲醫院，均診斷為急性尿道炎，用了左氧氟沙星、頭孢曲松鈉雙聯抗菌素靜脈吊點滴一週，一點效果沒有，改用阿奇黴素口服一周，症狀依舊不見絲毫好轉。

突然有些明白病人的心境了，行走擁擠的街頭，凌厲的江湖大哥風範一覽無餘，要錢有錢要人有人，偏偏患了該死的尿道炎，就算老子有不潔性行為，也不至於四處求醫卻毫無起色。大概是他的朋友固執的推薦小有名氣的下水道老師，心存疑惑的試試而已。瞄眼過來下老師偏偏是走路重心偏低的鳥樣，面對面問診的程序也免了。

我的腦海裡迅速掠過尿道炎的各種知識，對病人的小弟說：「買一盒米諾環素膠囊試試看。」

對醫患關係來說，病情不能正常交流，治療更是無從談起。延伸到人際關係上，靈魂不能平起平坐，感情自然無處棲息。

我起身告辭，中間人吳醫生送我到門口，問我：「你肯定他是非淋菌性尿道炎？」

我回答：「經驗告訴我，肯定是。」

非淋菌性尿道炎是由性接觸傳染的一種尿道炎，尿道或子宮頸分泌物塗片或培養可以查到砂眼衣原體或解脲支原體、人型支原體等多種特異性微生物。

非特異性尿道炎與淋病一樣，多發生於青年性旺盛期，**在歐美已超過淋病，居性傳播疾病發病率的首位**；在中國，也呈逐年遞增趨勢，成為第一名指日可待。

特別需要說明的是，非淋菌性尿道炎病人中，**女性是男性的四倍左右，其中七五％的非淋菌性尿道（子宮頸）炎無臨床症狀，成為病原攜帶者及傳播來源**，這是目前非淋菌性尿道炎防不勝防的最重要原因。

我倒是強烈建議，將女性的支原體及衣原體檢查列入常規體檢項目。非淋菌性尿道炎發病緩慢，症狀輕，不容易受到重視。引起非淋菌性尿道炎的病原體可持續存在數月之久，且治療需要較長時間。未正規用藥後有併發症者，可長期帶菌。性交時不用陰莖套，也造成非淋菌尿道炎的不斷擴大流行。

非淋菌性尿道炎潛伏期為一至三週，起病不如淋病急，症狀拖延，時輕時重，但比淋病輕。約五〇%的病人有尿痛、尿道癢等症狀。初診時很容易被漏診。男性非淋菌性尿道炎表現為尿道不適、發癢、燒灼感或刺疼，尿道紅腫，尿道分泌物多為漿液狀、稀薄、晨起有「糊口」現象等。依靠塗片及培養可以明確診斷，部分病人塗片及培養依然為陰性。

五天之後，吳醫生再次打電話給我：「病人要見你。」

我知道並非瞎貓遇到死耗子，病人在服用米諾環素膠囊之後，症狀得到明顯緩解。他突然醍醐灌頂，原來真的遇到藥到病除的神醫了，後悔是後知後覺的家常便飯，無論如何，得為當初的無理及冒失表示歉意，對良好的治療效果表示謝意。

我去還是不去呢？去，幹嘛不去，順便教育一下不懂得尊重醫生的人。當然還有一個不方便說出口的原因——虛榮心，接受一位大老闆的膜拜。

酒席安排在成都市頗具名望的「茅屋」餐廳，還是先前的四人，點的菜品很精緻，氣氛融洽，與所有劫後餘生的感覺一樣，一切繁複的表像已經褪去，一切喧囂的浮世變得靜好。

老闆姓周，年三十八歲，不到四十歲就身家十餘億，算是非常成功的青年才俊。聊天還是以病為主題。周老闆不恥下問：「為什麼我用了那麼多藥都毫無效果？為什麼米諾環素膠囊能夠立竿見影？」其實非淋菌性尿道炎的治療非常簡單，非淋菌性尿道炎確診後，根據病原體及藥敏試驗採用抗生素治療，強調連續不間斷用藥，要規則、定量、澈底。

有三大類藥物對非淋菌性尿道炎的治療效果較好。

第一，大環內酯類，以阿奇黴素為代表；第二，諾酮類，就是藥名後面帶沙星的一類藥品；第三，四環素類，以米諾環素膠囊為代表。

周老闆起初治療效果不好，考慮有兩大因素。其一，診斷模稜兩可；尿道分泌物中沒有查見衣原體、支原體，醫生只給了一個急性尿道炎的診斷，在非淋菌性尿道炎的病人中，有部分病人查不到病原體。其二，選用的藥物對病原體有耐藥性。所以醫生雖然用了大劑量的抗菌素靜脈吊點滴，好像凝神靜氣攢足了一拳頭的力氣與病原體作戰，卯足了勁打出去，才發現，自己打的根本是一團棉花，軟綿綿的，這一拳對對方毫無殺傷力。

而選用米諾環素膠囊的原因是該藥極少產生耐藥性，我也就試試，抱七成希望，卻百分百給力。周老闆的眼神裡充滿佩服：「怎麼才算治癒呢？」我欣慰的笑了：「治癒標準有三條：臨床症狀消失一週以上；尿沉渣鏡檢陰性；尿道或子宮頸塗片及培養陰性。對於你，因為一直沒有查見病原體，符合前兩條就行。」沒有後顧之憂的周老闆終於如釋重負，知道我剛從汶川回來不久，話鋒一轉，與我討論起汶川大地震，並打開隨身攜帶的筆記型電腦，裡面有他援建的災區專案，一頁一頁的PPT，翻閱給我看。

我依然笑著回應：「人品，不只是宏觀上的道德，還有細節上的溫度。」

4 這種性病猶如盛開在身體上的罌粟花

HPV疫苗，主要針對女性，
但男性也可以接種，用於預防尖銳溼疣、口咽癌。

大學剛畢業沒多久，我認識了老黃。

老黃是一個精明的生意人，在二十世紀一九九〇年代的廣西北海大開發中，狠狠賺了一筆，而且及時撤資退出，沒有受到後來經濟強行著陸的衝擊。

他的年齡比我還大，一直沒有結婚，在兩性關係上的表現，老成持重，異常小心。老黃畢業於某名牌大學，有自己經營多年的效益不錯的公司，加上側面像趙忠祥、正面像萬梓良的長相，身邊經常是美女簇擁，絕對的鑽石王老五。

有一天老黃垂頭喪氣的找我，他的丁丁上盛開了幾朵「嬌豔的花」。這是什麼鬼？我給他做了一個簡單的醋酸白試驗，診斷為尖銳溼疣。

我有點幸災樂禍，外面的世界很精彩，外面的世界很複雜。雖然說那些在歲月中步履不停的人，註定能在時光的沙灘上撿到更多的貝殼。但更要記住：世界上沒有一擊即中的槍王，只有用無數發子彈射出來的百步穿楊。

他對我的診斷充滿了疑惑，**為什麼戴了避孕套也會感染上尖銳溼疣呢？**

看看二〇一六年底發布的《中國女性性愛白皮書》，中國成年女性（其中包括女大學生），開房比例高達二七．三%，而另外一項調查表明，男性開房比例超過五〇%，在開房蔚然成風的當下，誰也不能保證自己能夠在性傳播疾病面前全身而退。

戴避孕套可以百分百預防性傳播疾病嗎？答案是否定的！

避孕套是預防性病最有效的武器裝備，為什麼不能百分百保證預防性病的傳播呢？

主要原因：天然乳膠避孕套上有許多直徑在一百二十奈米以上的小孔，只能對直徑類似於男性精子大小的顆粒（直徑約三千奈米）進行有效阻隔，**對於直徑小於一百二十奈米的顆粒不能完全阻隔，譬如愛滋病病毒、人類乳突病毒**等，會有穿透乳膠避孕套的危險。不過，隨著避孕套生產技術的進步，避孕套的品質越來越好，記住，一分錢一分貨，推薦名牌避孕套，譬如杜蕾斯、傑士邦、岡本等。

部分性病病原體可能從陰莖、陰道以外的病損部位排出，譬如HPV、HSV（皰疹病毒）、梅毒的硬下疳等，避孕套不能完全遮蓋潛伏感染和易感部位；而在性交過程中，生殖器分泌物可能拋灑在身體其他部位導致感染。還有就是性交過程中的避孕套破損。二〇一一年七月，美國衛生和人類服務部（HHS）發出警告：沒有證據表明避孕套能夠預防大多數性傳播疾病。

美國著名醫學教授考本說：作為醫生，我所能開出的避免性病的最後處方，是禁慾直到結婚，並且終身和一位沒有感染性病的配偶保持一夫一妻關係。

我贊同一種說法：避孕套不能完全等同於保險套。但是，避孕套能夠預防九五％以上的性傳播疾病。

老黃仰天長嘆：「我太倒楣了。」

尖銳溼疣是一種常見的性傳播疾病，發病率近年來迅猛增加，這種疾病不但治療麻煩，容易復發，而且**久治不癒還有癌變的可能**。所以得了尖銳溼疣的人，惶惶不可終日，大多數伴有焦慮情緒。

尖銳溼疣的發病率高、危害性大，是最常見的性病之一。而對於這種疾病的了解，人們知之甚少。不少人發現生殖器長了新生物會非常恐慌，加上一些不良民營醫院的醫生的胡亂治療，更讓人寢食難安。

尖銳溼疣主要是由低危型的人類乳突病毒（HPV6、HPV11型等）感染，所致的以肛門生殖器部位增生性損害為主要表現的性傳播疾病，在中國的性傳播疾病排行榜上高居第三。大多發生於十八至五十歲的中青年人，**經過半個月大約至八個月，平均為三個月的潛伏期後發病**。

臨床表現：好發於生殖器、肛周，大都無自覺症狀，初發的皮損為小而柔軟的淡紅色丘疹，米粒大小，逐漸增大，數量也逐漸增多，最終變成乳頭狀、菜花狀、雞冠樣的贅生物。

尖銳溼疣的傳播方式主要有三種：

- 性接觸傳染。為最主要的傳播途徑。本病在性關係混亂的人群中容易發生。
- 間接接觸傳染。少部分患者可因接觸病人使用過的物品傳播而發病，如內衣、內褲、浴巾、澡盆、馬桶圈等。
- 母嬰傳播。分娩過程中通過產道傳播而發生嬰兒的喉乳頭瘤病等。

老黃還在為自己鳴冤叫屈：「可能是住酒店傳染的吧？」不是完全沒有這種可能，HPV病毒相對頑強，能耐受乾燥，在攝氏四十度以下可存活幾天，但攝氏五十五度至六十度時HPV病毒發生變質，大部分的消毒劑都可以殺滅體外的HPV，被汙染的衣物及物品可用消毒劑浸泡或高溫煮沸。我認真叮囑老黃：「以後住酒店，第一件事是檢查床單更換沒有，一般來說，五星級酒店的床單天天都要更換，別用間接接觸傳染來作為藉口。」

並非生殖器、會陰部、肛周出現的所有新生物都是尖銳溼疣，需要鑑別的疾病，首先是珍珠樣丘疹和皮脂腺異位症，前者發病率甚高，成年男性中為二〇至四〇％不等，發病原因不明，估計與包皮過長、慢性炎症刺激有關；後者為皮脂腺發育的生理性變化及皮脂腺增生。兩種疾病都沒有傳染性及危害，不需要治療，實在覺得難看了，可雷射或電灼。

這兩種疾病，只要去不良民營醫院，絕對被唬成尖銳溼疣。

還有一種疾病需要特別留意，**傳染性軟疣**，是由傳染性軟疣病毒感染引發的一種傳染性皮膚病。好發於兒童及青年人，潛伏期十四天到六個月。皮損初起為白色、半球形丘疹，逐漸增大至五至十毫米，中央微凹如臍窩，有蠟樣光澤，挑破頂端後，可擠出白色物質，稱為軟疣小體。皮損數目不定，或散在，或簇集，一般互不融合。可發生於身體任何部位，但最常見於頸部、軀幹、下腹部及外生殖器部位。多數情況下六至九個月後皮損可自行消退，一般不留疤痕。

處理方法很簡單，碘酒消毒軟疣部位，針頭挑開疣體，擠出白色物質，很快痊癒。

對於女性，有一種疾病叫**女性假性溼疣**，又稱女陰尖銳溼疣樣丘疹，多見於青壯年。皮疹位於兩側小陰唇內側面，為群集不融合的魚籽狀或息肉狀小丘疹，觸之有顆粒感或柔軟感，淡紅色，較潮溼，一般無自覺症狀。

女性假性溼疣沒有危害，不需要治療。

尖銳溼疣應該怎麼治療呢？

手術，可雷射、電灼、冷凍，效果立竿見影，但**復發率超高**，一次手術能夠治癒成功的很少，典型的「野火燒不盡，春風吹又生」。復發了，繼續一而再，再而三的進行雷射、電灼等手術方式，直到疣體不再長出來為止。一般來說，尖銳溼疣復發最常出現於治療後三個月內，隨著時間的延長，病人傳染性降低，復發的可能性也降低。患者經治療後六個月不復發，算臨床治癒。治療後一年不復發，以後幾乎不會復發了。

至於用藥，迄今尚無可以直接殺死HPV病毒的藥物，對譬如提高免疫能力的干擾素、胸腺肽等，多數醫生持保留意見，因為作用不是太大。我的建議：不推薦使用昂貴的免疫增強劑。部分民營醫院宣傳的排毒療法，本質上是一場騙局，騙錢，是他們的終極目標。

另外一種治療方法，外用藥物，最常用的是鬼臼黴素溶液，具有操作簡便、性價比高、減少復發率的優點。

具體使用方法：塗藥前先用碘酒消毒皮損部位及其周圍皮膚，然後用特製藥簽將藥液塗於疣體處，塗遍疣體，不需重複並盡量避免藥液接觸正常皮膚和黏膜。用藥總量不超過〇·五毫升，塗藥後暴露患處使藥液乾燥。每天用藥兩次，連續三天，停藥觀察四天為一療程。如病灶尚有殘留可重複一個療程，但最多不超過三個療程。

我遵循老黃的意見：「你想採用什麼治療方法？」

他認真想了一下，主動要求手術，因為手術的最大優點是立竿見影，他一秒鐘也不能夠容忍那幾朵嬌豔的花，在生殖器上繼續綻放，長袖翩翩，舞盡荒唐年華。

二〇一七年內，我先後為老黃做了三次電灼去除疣體手術，總算痊癒了。

HPV四價疫苗在中國上市後，老黃興致勃勃的打電話給我：「聽說四價HPV疫苗可以預防尖銳溼疣，我可以去接種嗎？」我耐心向老黃解釋：「目前全球有三種HPV疫苗，先明確一下二價、四價和九價HPV疫苗的定義。」

- 二價：可以預防由HPV16和HPV18型病變引起的子宮頸癌，能預防七〇％。
- 四價：可以預防六、十一、十六、十八型HPV。HPV6和HPV11不屬於子宮頸癌高危型HPV病毒，它們可以引起尖銳溼疣、外陰癌、口咽癌，不過，還是只能預防七〇％的子宮頸癌和一部分尖銳溼疣、外陰癌、口咽癌。
- 九價：針對六、十一、十六、十八、三十一、三十三、四十五、五十二、五十八共九種亞型，能預防九〇％的子宮頸癌和大多數尖銳溼疣、外陰癌、口咽癌。

顯而易見，九價最優秀，可惜在內地沒有上市，得去香港接種疫苗。**HPV疫苗，主要針對女性，但男性也可以接種HPV疫苗，用於預防尖銳溼疣、口咽癌**。至於接種HPV疫苗的年齡，並不絕對，一般認為，HPV疫苗最佳開始接種年齡是十至十二歲。美國人推薦是九至二十六歲；全球範圍內一般認為可以在九至四十五歲之間；目前獲准在中國上市的二價疫苗推薦為九至二十五歲的女性接種。

男性呢，接種年齡和女性是一樣的。

適合接種 HPV 疫苗的年齡，各個國家，或者同一國家的不同機構建議都不一樣，為什麼美國多數專家建議十一至十二歲是最佳接種年齡？因為在美國，中學生的性生活隨時都有可能發生。其實在中國，何嘗不是如此呢？

簡而言之，不管是二價、四價和九價 HPV 疫苗，九至四十五歲之間都可以接種，不要太拘泥於年齡，超過四十五歲，就沒有必要了，性價比極低極低。

但也有超過四十五歲的女性、男性專程赴香港接種 HPV 九價疫苗的（我的一個四十八歲的女性朋友就義無反顧的去了），第一，不能說完全沒有一丁點作用；第二，有錢任性。

最後我叮囑老黃：「你已經五十二歲了，完全沒有接種 HPV 疫苗的必要。」

電話裡，老黃回答：「知道了。」

語氣很幽怨、很失望，其實，只要潔身自好，一切繁複的表像終將褪去，一切喧囂的浮世會靜好如初。

5 皰疹會終身反覆發作，莫諱疾忌醫

治療其實非常簡單，目前有多種有效的抗孢疹病毒藥物投入臨床，如阿昔洛韋、伐昔洛韋等。

這是一個悲傷的故事，記憶永遠抹之不去。

二〇一三年十二月底，很冷，我的診室門口站了三個衣衫襤褸的人。

病人姓阿措，十六歲，彝族，臉色暗淡，來自距離成都四百多公里的涼山州。陪他一起來看病的是他的父母，粗糙的手爬滿了一條條蚯蚓似的血管，飽經風霜的臉上刻滿了皺紋，記載著生活的千辛萬苦。

阿措在成都打工半年，患上了生殖器皰疹，在成都某男科醫院，花費了兩萬多人民幣，症狀經常復發。阿措是家中獨子，有五個妹妹，被父母寄予厚望。為了治療阿措的病，父母不惜以兩萬人民幣賤賣了大山裡的房子，另外搭了一個草棚，除了阿措，七口人擠在草棚裡風餐露宿。

我很震驚，仔細詢問阿措的病史。

阿措初來成都，與一幫來自四川各地的打工仔，住在城郊接合部簡陋的一排臨租屋裡。由於生活不檢點，阿措的生殖器上長了一排水皰，他不知道水皰是什麼東西，挑破了，繼發感染。工友介紹他去了男科醫院，經過三天的治療，症狀稍有緩解，但不斷坐地起價的高昂費用讓他承受不起，他終於告訴了他的父母。

生活在社會底層的少年，除了肉體上的胡作非為，並沒有其他的力量。僅僅一次胡作非為，卻害得家破人亡。

而在性經驗方面，本來應該是「桃李春風一杯酒，江湖夜雨十年燈」。結果呢，這場疾病，泯滅了阿措的所有情慾。

與阿措和他目不識丁的父母的交流非常困難，我用盡九牛二虎之力，總算交代清楚了生殖器皰疹的基本知識。

生殖器皰疹是由單純皰疹病毒感染肛門、生殖器的皮膚黏膜後，引起的一種水皰、潰瘍、炎症性疾病，屬於性傳播疾病。**單純皰疹病毒分為I型和II型**，以往認為，生殖器皰疹僅由II型病毒引起，I型病毒只會導致口唇或顏面部的皰疹（俗稱「火氣」）。但近年來發現，隨著人們性行為方式的改變，尤其是口交行為的增多，I型病毒引起的生殖器皰疹正在逐日上升。同樣，II型病毒引起的口唇皰疹亦有報導。目前在西方國家，生殖器皰疹是最常見的性病之一，發病率僅次於非淋菌性尿道炎和淋病，其中一〇至四〇％的患者由I型病毒引起。

生殖器皰疹給患者帶來了巨大的身心痛苦，生活品質和人際交往能力降低。生殖器皰疹可以引起播散性皰疹、皰疹性腦膜炎、前列腺炎、直腸炎、骨盆腔炎、脊髓神經根疾病等一系列併發症。如果孕婦感染該病，還可引起流產、早產、死胎及病死率極高的新生兒皰疹。在愛滋病流行的地區，生殖器皰疹還會增加感染愛滋病病毒的風險。

生殖器皰疹的臨床表現多種多樣，可以是典型的肛門、生殖器部位的集簇性水皰、膿皰或潰瘍，亦可以是紅斑、丘疹、硬結、癤腫及類似損傷的線狀小潰瘍等不典型表現，但沒有上述皮膚表現者更為常見。患者常自覺局部皮膚疼痛、瘙癢、燒灼感，可伴有尿痛、尿道炎和腹股溝淋巴結腫大、發熱、乏力、肌肉疼痛、全身不適等。

初次發病者症狀較為明顯，復發時較輕微，多能自行痊癒。一般而言，有症狀時傳染性強，無症狀時傳染性輕。

病史和臨床表現可以幫助醫生初步診斷，遇到典型的病例，醫生可以馬上下診斷，但是**病毒培養是診斷的金標準**，即從水皰底取材（女性可從子宮頸部位取材），作組織培養分離病毒，因為所需技術條件高，許多醫院甚至三甲醫院也沒有開展此項檢查，直接檢測病毒抗原及塗片檢查有助於診斷。

治療很簡單，目前有多種有效的抗皰疹病毒藥物投入臨床，如阿昔洛韋（Aciclovir）、伐昔洛韋（Valaciclovir）等。通過藥物治療，可以縮短病程，促進皮損癒合，減少病毒排放，降低傳染性，甚至阻止潛伏感染而防止復發。令人欣喜的是，國外預防生殖器皰疹感染的疫苗，研究已取得重大進展，並試用於臨床。但對於已感染的生殖器皰疹，疫苗不起作用。要根治生殖器皰疹，關鍵在於澈底清除潛伏在神經根中的病毒。許多臨床醫生和科學家正在尋求各種方法，但實現這一目標的路還很長，因此，遠離傳染源方為上策。

阿措羞澀的問：「為什麼這病要反覆復發呢？」

肛門、生殖器部位感染生殖器皰疹病毒後，病毒可沿感覺神經上行，並潛伏在神經根，稱為潛伏感染。遇到一定的誘發因素，如勞累、性生活、感冒、發熱、月經、精神緊張及生殖器局部皮膚的摩擦損傷，就死灰復燃了。

對大多數病人來說，生殖器皰疹是一種反覆發作的終身性疾病，其中I型皰疹病毒感染者復發的機會較小。首次發病就及時接受正規治療的話，才有可能治癒。

我反覆向阿措強調：「對大多數病人來說，生殖器皰疹是一種反覆發作的終身性疾病，尤其是II型皰疹病毒引發的生殖器皰疹，超過九八％的患者成為終身性疾病。」

所以，阿措必須做好與生殖器皰疹終身相伴的準備，沒有症狀，不需要特殊治療；出現症狀，服用阿昔洛韋就可以了，阿昔洛韋很便宜，一盒藥才十幾人民幣。

阿措的父母凝視著我：「男科醫院為什麼收費那麼貴？」

網路用搜尋引擎搜索關鍵字「性病」，出來的是鋪天蓋地的男科醫院的廣告，要從裡面找出靠譜的公立醫院的名錄，頗費周折。為啥？搜尋引擎競價排名的「中國特色」，而對星羅棋布於中國各地的男科醫院來說，他們推銷的是類似於騙局的服務。

我叮囑阿措：「去找男科醫院退還所有治療費用。」

阿措搖頭：「不會退吧。」

我給阿措留了電話，斬釘截鐵的告訴阿措：「放心吧，你明天一大早去男科醫院，醫院肯定把騙你的錢如數退還。」

是的，冬天的凜冽中我不再沉默，阿措和他的父母走了，我立即發了一條微博，直接點名那家男科醫院：網友惡搞孟子：富貴不？能淫；貧賤不？能移；威武不？能屈。耐人尋味，有錢能使鬼推磨，虛假醫藥廣告及亂七八糟的診療手段成了男科醫院瘋狂斂財的方式，財富的一騎絕塵，讓男科醫院從粗蠢的毛毛蟲蛻變成翩翩的蝴蝶，但蝴蝶的壽命不長，褪去了美麗的羽毛，我詛咒你們快去死。

十分鐘後，男性醫院的私信來了，要求我刪除微博。

我願意刪除，但刪除的前提條件是，**退還阿措的所有治療費用**。

第二天中午，收到阿措的短信：謝謝你，下叔叔！

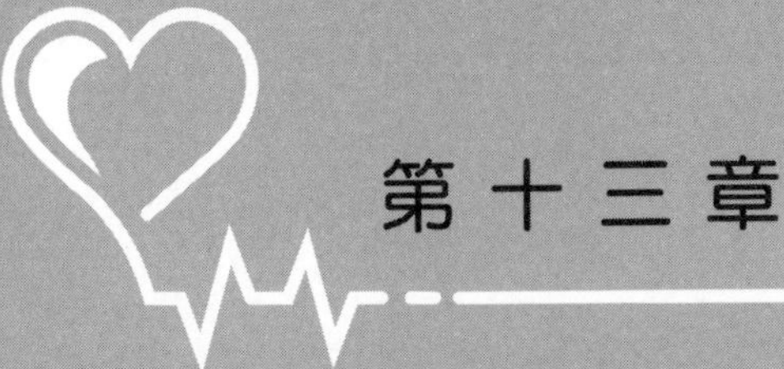

第十三章

好膀胱是怎樣養成的？

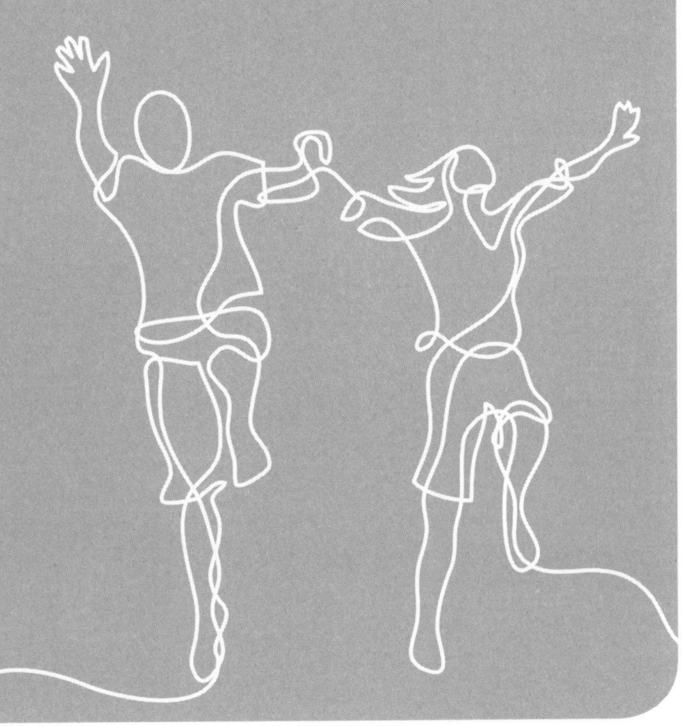

1 我血尿……不痛，問題才大

沒有尿頻、尿急、尿痛及身體其他部位疼痛。
突然想起腎癌及膀胱癌的經典主訴：無痛性血尿。

二〇一二年盛夏的一個週五，都下午五點半了，好朋友陳眼鏡給我打來電話，趕緊去玉林「快樂老家」吃火鍋。

那天我做了好幾個手術，剛剛收拾妥帖準備回家，疲倦得很，真不想去。陳眼鏡不依不饒。我對腰纏萬貫、生活乏味、且行且覓的陳眼鏡充滿了同情，這廝嘴拙，尤其是與女友約會時，必須需要我的協助，酒至微醺，我的草根語錄自然成了活躍氣氛的味精，味精吃多了不好，味精的主要成分是谷氨酸鈉，在消化過程中轉變為一種抑制性神經介質，於是副作用來了，眩暈、頭痛、嗜睡。

我去了，他的女友像林志玲，嗲聲嗲氣兼略帶憂鬱的形象瞬間俘獲了我的心，我的多巴胺分泌變得不厚道起來，反正我喝了好多原漿啤酒，那啤酒賊貴，後勁大，搞得陳眼鏡成了聚餐的配角，整個晚上都是我在縱橫捭闔。

飯局結束後去玉林步行街的小酒吧接著喝，終於我不勝酒力了，陳眼鏡逼著我打的（搭計程車）回家，話別時，我不懷好意的告誡他：「**找不到對的人，最大原因是改不掉錯的自己**，你要好好努力喲。」我清晰記得陳眼鏡幽怨的表情。

回家哼著小曲在廁所方便了一下，倒頭便呼呼大睡。

翌日起床後第一件事照例是掀開馬桶排毒養顏，眼前的一幕讓我五雷轟頂，馬桶池裡是洗肉水一般的紅色。昨晚確實喝高了，來也匆匆去沒沖沖，這不就是血尿嗎？

我收集了一小瓶馬桶池裡的宿尿後開始排尿，觀察晨尿及體會排尿時的症狀，全程血尿，尿液顏色較昨晚變淺，沒有血凝塊，沒有尿頻、尿急、尿痛及身體其他部位疼痛。

突然想起腎癌及膀胱癌的經典主訴：無痛性血尿。

好歹還我算年富力強，四十五歲就癌症纏身，是不是太早了？

明朝李夢陽《梅山先生墓誌銘》有段話：「孫時有綿疾，吾醫之立越。諺曰，盧醫不自醫。誠自醫之，黃岐扁佗至今存可也。」

這是對醫生患病時的經典描述，醫不自醫，說的是醫生對病人的病情分析得頭頭是道，對自己的病情反倒是模稜兩可了。哎呀，不能亂了方寸，我必須沉靜下來，慢慢梳理思路。

服用某些藥物或食物時尿液可呈紅色，如氨基比林（Aminophenazone）、胡蘿蔔等，但這些原因可以排除。肉眼血尿幾乎都存在泌尿系病變，我肯定有病。

2 膀胱鏡檢是金標準

膀胱炎大概可分為：性、特異性、異性膀胱炎。

初始血尿提示尿道、前列腺或膀胱頸出血；**終末血尿**提示病變，病變位於膀胱三角區、膀胱頸或後尿道；**全程血尿**提示出血來自膀胱或膀胱以上尿路（譬如腎）。

血尿伴腎絞痛考慮上尿路阻塞，多為結石；**伴上腹部包塊**多為腎腫瘤、腎積水、腎囊腫或腎下垂。**無痛性血尿**，高度警惕泌尿系惡性腫瘤。

全身疾病，如糖尿病、血液系統疾病也可以發生血尿。

原因不明的血尿稱為特發性血尿，約占血尿患者的二〇％，可能的原因包括腎血管畸形、微結石或結晶、腎乳頭壞死。

怕個毛啊，先去住院再說，對全身做全方位的檢查，一定要找出血尿元凶！

下老師血尿，全科室自然風聲鶴唳，儘管是週末，醫生幾乎悉數到齊，年輕的博士、碩士鞍前馬後，為我安排入院。

在一床難求的泌尿外科，主任及護士長硬是給我騰出了一間幹部病房，病房條件不錯，有冰箱、微波爐，比普通的商務酒店條件還好，最讓我滿意的有一點：病房在醫生值班室對面，可以收到 Wi-Fi 信號。

躺在病床上的我百感交集，徇私兼舞弊，我的人生終於第一次享受到了幹部待遇。

兩天的尿液分別送檢，泌尿系統彩色超音波、泌尿系 MRI（核磁共振）當天雷厲風行的完成，結果頗令人糾結，尿液裡查見大量紅血球及少許蛋白，MRI 顯示膀胱部分黏膜欠光滑。

那究竟是啥病呢？

我的結拜兄弟，武漢同濟醫院泌尿外科主任王少剛教授恰好打電話：「下週在四川閬中有一個泌尿外科學術會，你也來參加吧，我們哥倆把酒言歡。」

我向少剛教授添油加醋的描述我的病情，說：「哥子個歡啊，你來成都看我就行。」

少剛教授在電話裡沉默了半天：「我把我的專題講座推了？」

我爽朗的笑：「嚇唬你的，開完會你再來吧。」

接下來有一項至關重要的檢查，膀胱鏡，這檢查我為別人做得多，少說也有幾千例。印象最深刻的有一次，十多年前的一個下午，我為郊縣來蓉看病的農民做膀胱鏡檢，陪伴他的是不諳世事的四歲多的兒子，我一氣呵成做完檢查，農民面色蒼白，一瘸一拐出去。下午六點下班，發現農民躺在外科大樓底樓的角落裡，依然痛得不行，兒子正在餵他麵包，我立即為他們叫了兩份盒飯。惻隱之心，仁之端也，我知道了診療過程中應該呵護病人。

輪到我做，我有些害怕。

主任耐心徵求我的意見，我強烈要求在全麻下進行，膀胱鏡鞘太粗了，從我的尿道插進去好恐怖，用比鏡鞘直徑小了一半以上的輸尿管鏡碎石術取而代之。

之後的週一，我脫了褲子光著屁股躺在檢查臺上，耀眼的截石體位，丙泊酚開始靜脈引導麻醉了，愛徒小賴在一旁開著玩笑：「老師，你的姿態好美。」

我有氣無力回答：「查出來是癌症，天生麗質的丁丁就報廢了。」

哇，真舒服，丙泊酚不愧是幸福牛奶，我與陳眼鏡微信搖出來的美女，在四川電視臺的旋轉餐廳裡享受燭光晚餐，馬上要親嘴了，麻醉師的聲音在耳邊響起：「老師，醒醒。」

為我行鏡檢的主任拍打著我的臉：「不是癌症，是慢性非細菌性膀胱炎。」

我沒有竊喜，心底倒是泛起一陣失望，為什麼不是病入膏肓的癌症呢？是癌症多好，如果確診為癌症，我準備死前召開一個「緬懷下水道同志追思會」，邀請朋友及主管參加，暗暗估算，這個多戾的世界究竟有多少人愛我？撒手人寰時究竟有多少人給我送花圈？

小賴把一個隨身碟交給我，裡面是鏡檢的影片資料。

影片表現趨向於間質性膀胱炎，鏡檢顯示膀胱黏膜廣泛充血，三角區黏膜有少許濾泡狀改變，膀胱水擴張試驗有彌漫性黏膜點狀出血，三角區黏膜取了一塊組織送活檢。

疑慮來了，我壓根沒有任何膀胱刺激症狀（尿頻、尿急、尿痛）及疼痛（恥骨上區痛、會陰部及陰莖痛、性交痛）。

病檢提示：移行細胞非典型增生。

是間質性膀胱炎，還是腺性膀胱炎？

膀胱炎大概可分為：

- 性膀胱炎：慢性非細菌性炎症，以尿頻、尿急、夜尿及盆腔疼痛為主要表現，以膀胱鏡檢查時的膀胱水擴張作為診斷的金標準，但並非絕對。
- 特異性膀胱炎：包括細菌感染引起的急性及慢性膀胱炎。
- 異性膀胱炎：包括結核性膀胱炎、放射性膀胱炎、腺性膀胱炎等。

在閩中舉行的全國泌尿外科學術會如期舉行，我叮囑去開會的小賴，將我的鏡檢影片資料交大專家們討論。

少剛教授組織了同濟醫院、華西醫院、北京醫院、解放軍總醫院的專家們集體觀看鏡檢影片，診斷為間質性膀胱炎（病理切片上無細菌感染現象，但有組織發炎證據）。

3 下水道師徒下水道出問題

多飲水、戒酒、清淡飲食、多鍛鍊、早睡早起，養成良好生活習慣。

華西醫院泌尿外科副主任王坤傑教授開會回來後，特意為我安排了尿ＦＩＳＨ檢查，即利用螢光原位雜交檢測尿脫落細胞裡的染色體畸變，排除癌症，無異常發現。

如何治療呢？

多飲水；戒酒；清淡飲食；多鍛鍊，早睡早起，養成良好生活習慣。

鏡檢後的前兩天有點難受，尤其是排尿的終末期，痛得鑽心。檢查後的第二天我去公共廁所，看旁邊無人，一把鼻涕一把淚的呻吟起來，運氣太黴了。一泡鼻涕正好滴在我的生殖器上，就在我掏出衛生紙來擦拭時，一群人進來了，看著他們異樣的目光，我難堪死了，因為我根本沒有辦法解釋說我沒有手淫。

其實我對自己的身體並不是太愛惜，偶爾喝酒偶爾熬夜，膀胱炎也一直與我如影隨形，每一次尿液分析，結果總是提醒我：下醫生，你有血尿。

二十多年前，吳炳泉教授任四川省泌尿外科專委會的副主任委員，是醫院的大外科主任，他在一大堆畢業生中發現了賊眉鼠眼的我，大手一揮：「小子，跟我做泌尿外科吧。」

不知道什麼原因，吳炳泉教授對我表現出了異乎尋常的關愛，幾乎每一天，他會給我一張卡片，裡面寫滿了泌尿外科疾病的最新診療進展，在他的言傳身教之下，我的外科技藝漸長，連續三年的全院住院醫師考試，我都以絕對優勢名列第一。

真好，我的世界裡最話癆的有三個人了：我媽、師父，還有隔壁王二的妹妹。

日子有條不紊，我在泌尿外科工作差不多兩年了，一九九五年三月的一個晚上，我腰間的呼叫器響個不停，師父呼我，我趕緊去街上找公用電話回過去：「啥事？」

師父的語氣很沮喪：「你馬上到我家裡來。」

我去了，師父指著廁所馬桶裡的血尿：「看見了吧，我才排的，無痛性血尿，八九不離十，是膀胱癌引起。」

「為什麼如此肯定？」我狐疑。

師父說：「直覺。」

引起無痛性血尿的原因很多，如腎癌、膀胱癌、膀胱炎、腎實質疾病（腎炎、腎病）、全身性疾病（糖尿病、血液系統疾病）、原因不明的血尿（腎血管畸形、微結石等）。

膀胱癌是人類最常見的惡性腫瘤之一，在美國，膀胱癌是繼前列腺癌、肺癌、直腸癌後排名第四的惡性腫瘤，比例為五至一〇%，女性的膀胱癌也不少見，在女性惡性腫瘤中排名第九。中國的情況大同小異，膀胱癌比前列腺癌更多見，而且膀胱癌發病率呈現逐年遞增趨勢，最新資料表明，近十五年膀胱癌的增長速度為六八%。

膀胱癌的病因直到現在也不是完全清楚，比較明確的因素是接觸了化學致癌物質與內源性色氨酸代謝異常，無疑穹頂之下的**霧霾裡充斥著大量誘發膀胱癌的致癌物**。特別需要說明的是：**吸菸者比不吸菸者，膀胱癌的發病率會高出四倍**，真是一個令人瞠目結舌的數字。

師父菸癮很大，未必因為這一點他斷定自己是膀胱癌？

師父無奈的笑：「傻瓜，告訴你一個金科玉律，搞啥專業的人，最後都會死於啥專業的病。」

這是師父特有的幽默方式，就像他鐵定認為我是他的接班人，王八看綠豆，看對眼了什麼問題都不是問題。這是個缺乏循證醫學支持的笑話而已，如同我辜負了當初他對我的信任，沒有在專業領域裡繼續高歌猛進。

翌日我們一起找到了華西醫院院長唐孝達教授、華西醫院泌尿外科主任楊宇如教授，唐院長雷厲風行的安排讓所有檢查一路通暢。

清晰記得，膀胱鏡檢查是在MRI之前，楊宇如教授在簡陋的膀胱鏡室折騰了近四十五分鐘，師父腫瘤的位置不好，位於膀胱頸左側，那時沒有軟鏡，取活檢是一個艱難的任務。

泌尿系是一個管道系統，管道被覆蓋的上皮統稱為尿路上皮，也稱為移行上皮，膀胱癌包括尿路上皮細胞癌（移性細胞癌）、鱗狀細胞癌、腺癌等，其中的尿路上皮細胞癌占膀胱癌的九〇％以上。

綜合活檢、ＭＲＩ及其他檢查結果，師父被確診為膀胱癌，師父的情況不妙，為尿路上皮細胞癌，腫瘤細胞組織學分類歸為Ⅲ級，發展成浸潤癌的可能性為八〇％，腫瘤已經殃及膀胱周圍組織，Ｔ３期，需要行根治性膀胱切除術。

4 養好膀胱不得癌

多喝水的目的是稀釋尿液，減少尿液潛在致癌物對膀胱壁的刺激。

膀胱癌的首發症狀是無痛性血尿，血尿的程度與腫瘤大小、數目、惡性程度並不完全一致，血塊阻塞尿道內口可以導致尿瀦留；腫瘤發展到一定程度，因為腫瘤壞死、潰瘍、合併感染，出現尿頻、尿急、尿痛等膀胱刺激症狀。

成年男性尤其四十歲以上，出現了無痛性血尿，首先應該考慮到膀胱腫瘤的可能，尿液分析、尿液脫落細胞檢查、泌尿系統彩色超音波、CT、MRI等有助於明確診斷，但診斷的金標準依然是膀胱鏡檢查和病理組織活檢。

膀胱癌復發及進展與分級、分期、腫瘤多發病灶、腫瘤大小有關，不同腫瘤的生物學行為有較大的差異，醫生會根據病人的具體情況採取不同的治療方法。除非是晚期膀胱癌伴全身多處轉移而沒有手術價值，或伴有嚴重的危及生命的合併症，膀胱癌最好的治療方式依然是手術。

目前膀胱癌的診斷水準很高，多數膀胱癌的病人能夠得到及時診斷，與我師父的病情不同，**表淺性的膀胱癌占全部膀胱癌的七五至八五％**，手術方式採用經尿道膀胱腫瘤切除術（TURB），手術很簡單，電切鏡通過尿道進入膀胱，醫生切除肉眼見到的腫瘤組織，直至露出正常的膀胱壁肌層，微創，是非常成熟的技術，病人痛苦很小。但是TURB術後有一〇％至七〇％的病人會在一年內復發，術後五年內有二四％至八四％的病人復發，所以**術後會常規使用抗腫瘤藥物進行膀胱灌注化療**，灌注時間因人而異，多為半年到一年。

建議術後病人每半年複查一次泌尿系統彩色超音波，必要時複查膀胱鏡，腫瘤復發了怎麼辦？重新住院，再次行TURB，再次術後抗腫瘤藥物膀胱灌注，或者醫生根據病人的腫瘤進展情況，決定行根治性膀胱切除術等更積極的治療。

為師父選擇的手術方式是膀胱全切。直腸代膀胱，能夠達到根治的目的；遺憾之處在於，排尿排大便的通道都改變了，直腸成為一個相對低壓、可控的直腸儲尿袋，通過肛門括約肌來控制尿液排出，大便就麻煩了，結腸腹壁造口，終身佩帶一個集屎袋。

做手術的前一天，我在病房陪師父聊天，師父說冷，穿堂風呼嘯而過，一直沉穩淡定、趣語間柔情盡顯的師父彷彿蒼老了十歲。

師娘去緊閉門窗，眼眶紅紅的，不忍卒睹的表情有任由繽紛花落的淒涼。

我抱住師父的頭，有一份感情從未說出口，卻在心底破繭而出。

第二天的手術陣容非常強大，唐孝達院長親自坐鎮指揮，楊宇如教授主刀，現任四川大學常務副校長李虹教授一助，我拉鉤，四個小時之後，手術順利結束。術後第三天，我去取病理報告，報告很讓人揪心，提示切除的尿道前列腺部遠端也有癌細胞浸潤。**我把真實的報告藏了起來**，讓病理科主任重新寫了一份未見癌細胞浸潤的報告，規規矩矩夾在病歷裡。

師父見到病理報告挺開心，說手術根治很徹底，楊宇如教授不愧西南泌外第一刀。

浸潤性膀胱癌行根治性膀胱切除術的預後，不同文獻有不同的結果，大概近一半的病人能夠獲得五至十年的生存期，更長時間的也比比皆是。

膀胱癌並不是一個可怕的疾病，隨著腹腔鏡、機器人技術在手術中的應用、化療及放療技術的進步，預後應該越來越好。

行之有效的預防膀胱癌的措施是多喝水，長時間慢性局部刺激是發生膀胱癌的主要原因之一，多喝水的**目的是稀釋尿液，減少尿液中潛在致癌物對膀胱壁的刺激**。

從一九九五年到二〇一五年，二十年過去了，春節前幾天在菜市場，飛雨斜絲密織，有滿頭銀髮的兩位老人在雨中行走，溼了褲腿，長了老人斑的雙手卻緊緊握在一起……。

他是師父，她是師娘！

而在二〇一七年十一月，我親愛的師父，四川省泌尿外科的開拓者之一吳炳泉教授與世長辭。

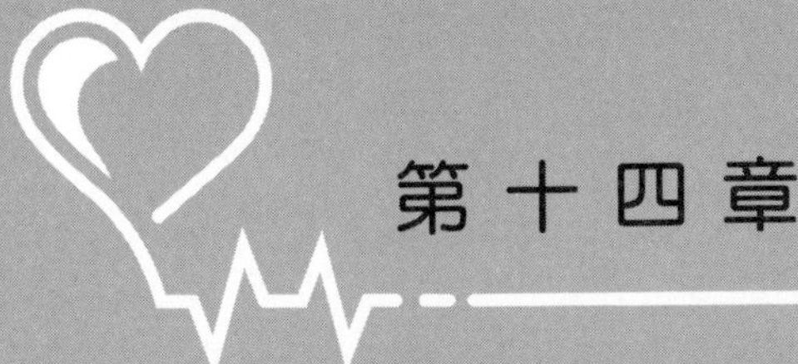

第十四章

好父親幫助孩子性啟蒙

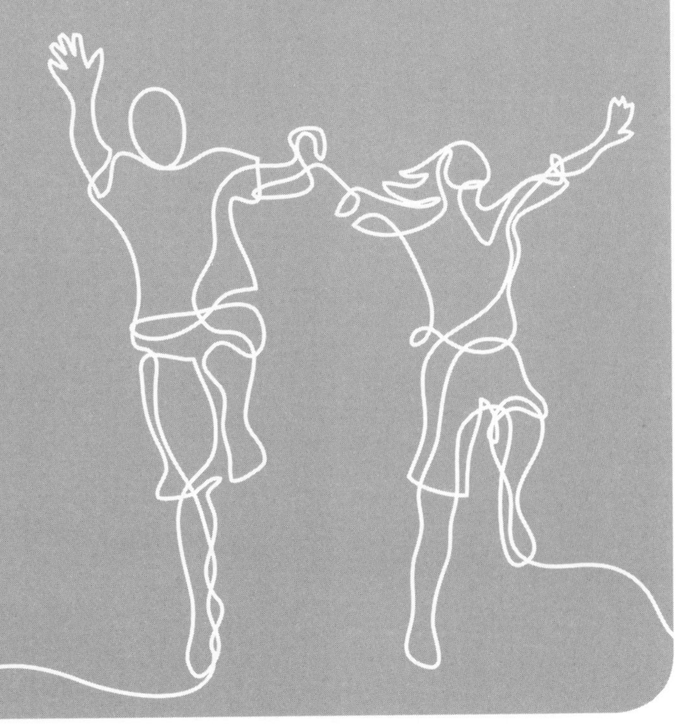

1「隱私感」是孩子的第一堂身體課

小孩子，從三歲開始就要培養性別和自我保護意識。

在北京見過著名婦產科醫生章蓉婭七、八次吧，第一次是在二〇一三年底。真人比照片漂亮，低眉弄腮的翹起蘭花指特有女人味，開口說話便露了原形，語速很快，大大咧咧的，所謂內心奔放、外表矜持的姑娘是男人身邊的女神；所謂內心矜持、外表奔放的姑娘，都是男人身邊的兄弟。看得出她與協和名醫萬教授的關係很好，嚷著要與老萬分到同一個醫療小組時，老萬必須給她更多的動手機會。她甚至毫不在意地與我擠在一條餐椅上，一邊狠狠拍打我的肩膀一邊寒暄：「下水道，北京歡迎你。」

第一次見面之後，我回了成都，開始對這位性格陽光的「小兄弟」充滿了好奇，越加關注她的微博，每天都會點開她的主頁，僅僅瞅瞅而已，據說兩個人相處久了會達到莫名的表面的默契，譬如你不理我，我也不理你，不轉發不回復就是對這種關係的詮釋。

二〇一三年十二月八日，她在觀看了當時如日中天的大型明星親子旅行生存體驗真人秀，電視節目《爸爸去哪兒》後發出感慨：「交換爸爸，非得逼著讓小女孩和別人的爸爸睡，我心裡不舒服，覺得哪裡不對勁，有和我同感的嗎？」並批評：「小孩子，從三歲開始就要培養性別意識和自我保護意識，不可以讓家人以外的人隨便親親隨便摸摸，洗澡、上廁所應該由同性家長陪同，特別是女孩子，從小要教育不可以讓叔叔脫褲子，讓叔叔哄睡、換褲子這些行為已經背離了兒童行為教育的原則。」

微博惹來軒然大波，有一個加強團的水軍兵力對她極盡辱罵之能事，我就奇了怪了，正確引導兒童性教育何以背上罵名呢？不是章蓉婭說得不對，而是許多人的視野範圍是一個半徑為一米的圓，而他們稱之為觀點。

恰好在這場微博鬧劇之前，我才對一名年輕的媽咪開了一個小講座，大概講的是兒童必須告別穿開襠褲的日子。

就在這個時候，晶晶電話我，說帶兒子來醫院看病。

晶晶是我心中永遠的痛，五年前我們在朋友的生日派對上認識，當時她的身分是大學英語老師，大家都玩瘋了，她滿面潮紅，盤著的髮髻已經散落，一任黑亮柔順的青絲飄逸，相貌中上，非常溫柔，很快我就迷上她了。

後來我們開始約會，她非常關心我，家裡永遠一塵不染，飯菜永遠清香可口，可是，慢慢發現她有些古板，不許我抽菸，不許我喝酒，不許我與除她之外的任何女人接觸，繼續交往變得越來越累，維持不到三個月了，就分手了。

晶晶接受了，不過，我始終懷有一分內疚。

她居然結婚有了兒子，好奇，或許還有那麼點殘存不捨的愛意，我在電話裡回她：「不用在門診日帶兒子來看病了，人多，病情解釋得不詳細，你現在來，我在病房等你。」

不到一小時，她與她的兒子一起來了，她胖了一些，卻顯得更有風韻。兒子穿開襠褲，虎頭虎腦的，很乖，我恨不得抽自己幾個大嘴巴，要是當時慧眼識珠，生的就是我的兒子。

我問她：「孩子有啥問題？」

晶晶倒是落落大方：「兒子兩歲了，總愛玩生殖器，一直玩到勃起為止，都感染了好幾次，多丟人啊，不會是什麼病吧？」

其實許多穿開襠褲的一至三歲的小男孩，都有無意識玩生殖器的習慣，從出生到一歲左右屬口欲期，孩子的興趣表現在嘴唇和口腔活動上，嬰兒吮吸母乳，吸收必需的營養，同時也獲得快感。嬰兒吃飽後的甜蜜入睡，與成年人獲得性高潮後的入睡狀態相似，他們經常從吹泡泡、咯咯發聲、咀嚼東西等活動中取樂，還喜歡吮吸手指。兩歲或斷奶以後，因為穿開襠褲的原因，他們對褲襠下的生殖器充滿了好奇，玩生殖器更會產生快感，佛洛伊德認為，嬰幼期兒童性慾的表現，主要是追求軀體方面所產生的快感，並無成年人的性意識和交媾意願，這就是所謂的「自體性慾滿足」。還有一種情況，尿液和包皮垢的刺激使生殖器發癢，他會去搔癢，沒什麼奇怪的。

怎麼辦呢？

我告訴晶晶：「都兩歲了，早不應該穿開襠褲，換成滿襠褲可以解決問題。」

她繼續問：「男孩與女孩有啥區別？」

三歲以前，男孩與女孩的身高和體重生長曲線沒有差異，三歲之後，同齡的男孩身高平均高出女孩二公分，體重多出五百至八百克，區別在於男孩體內的雄激素使男孩發育更快，男孩的行為開始不同於女孩，性別的不同，註定了男孩比女孩更淘氣，更具破壞力。

兩歲左右，大多數孩子能夠分辨出自己的性別，他們百分百接受了親人們給予他們的性別資訊，並主動做出符合他們性別的文化模式。男孩及女孩應該採取不同的教育與遊戲方式。如果一個男孩用女孩的方式養育或者女孩用男孩的方式養育，孩子成年以後，或多或少會留下一些性別模糊的影子，甚至影響到他們的性取向。做父母的應該特別注意，除非萬不得已，不要讓孩子獨自與家長以外的人一起睡覺、一起生活。

在歐美國家，嬰幼兒沒有穿開襠褲的習慣，嬰幼兒也有屬於自己的尊嚴和性隱私，就算不諳世事，平時絕對不能露出生殖器，即使家長為嬰幼兒換洗衣褲是一件繁瑣的任務。在中國，大家都覺得為嬰幼兒穿開襠褲方便，穿滿襠褲反而不正常了。

穿滿襠褲的好處：保暖；美觀；便於嬰幼兒盡快建立性別意識；減少會陰部的感染機

會，譬如尿道炎、包皮炎等；防止蚊蟲叮咬，避免一些由蚊蟲傳播，對身體有極大危害的登革熱、瘧疾、絲蟲病等疾病；杜絕男孩玩生殖器的習慣。

晶晶眨巴著眼睛：「你不是給我添亂吧？」

我反問：「特別為你兒子開的獨家門診，你說呢？」

晶晶走了，我五味雜陳的看著她離去的背影。突然憶起美國作家蒙肯的一段話：「男人通過講述來表達愛，而一旦女人的智力長進到一定程度，她就幾乎難以找到一個丈夫，因為她傾聽的時候，內心必然有嘲諷的聲音。」

就算是嘲諷，我也義無反顧加入了聲援章蓉婭的行列。

2 性教育幾歲開始？

性教育應從零歲開始，甚至在娘胎就該開始，零到三歲是非常關鍵的時期。

最近兩年，兒童遭遇性侵的案件時有發生，關於兒童的性教育，更是提高到了前所未有的高度。

有比較才有鑑別，先看看我們的近鄰日本，日本的兒童性教育在世界上處於領先水準。日本所有的中小學，都開設性教育課程，小學低年級，老師會讓學生觀察自己的身體，明白男女有別，男女生殖系統的不同是為了催生愛情、繁衍後代；進入小學高年級，老師會用動畫影片、遊戲的方式講述遺精和月經的道理。

我們眼中的「島國」電影，源頭在日本，有一個出人意料的事實：**在日本，性犯罪率全球最低**。

一切學科本質上應該從心智啟迪時開始，包括性，這是顛撲不破的真理。記住兩點：

・對性的好奇是孩子的天性。

・禁忌會讓孩子產生逆反心理，他們會想方設法透過各種不同的管道，獲取錯誤的性知識，造成更多的年少失足。

一個毋庸置疑的事實是：孩子的青春期提前了，女孩九歲來月經、男孩十一歲出現遺精的比比皆是，一味含糊其辭，會讓孩子驚恐、自卑、迷惘而不知歸處。

中國的兒童教育專家和性學家也在思考這個問題，他們基本上達成了一個共識：性啟蒙教育越早越好。有個國內頗有名望的兒童教育專家指出：性教育應從零歲開始，甚至在娘肚子裡就應該開始，零到三歲是非常關鍵的時期。

這個觀點有些嘩眾取寵了，科普一下兒童記憶軸原理：三歲之前發生的事，兒童幾乎都記不住。

我的觀點：

・性啟蒙教育從三歲開始。

・父母是孩子最好的性啟蒙老師。

・爸爸為男孩科普男性性知識，媽媽為女孩科普女性性知識。

- 性啟蒙教育和性科普是一把雙刃劍，在教育過程中，父母必須表現出嚴謹的一面。
- 手淫是男生釋放性慾的方式，父母意外發現了也要視而不見，他們真的不需要在手淫問題上受管制。

一組調查結果顯示，中國的高三學生近一半有性生活的體驗，意外懷孕率高達二〇%以上，這是一組讓人觸目驚心的數字，普及正確的避孕常識刻不容緩。

前不久，中國的《小學生性健康教育讀本》引發大量家長吐槽：尺度太大。其實這才是國家對人性和自然感受的回歸，是一種積極的力量。

通過哪些途徑可以學習科學正確的兩性問題及男性健康問題呢？告訴大家，目前沒有。即使是由正規網站開設的兩性頻道，其中的文章也是良莠不齊，賺取點擊率的文章大行其道，灌輸的往往是有害兒童、青少年的色情誘惑。

3 一大一小，哼哈二將

成年男性的睪丸，兩側由於生理發育等原因導致大小不一，屬於正常現象，但差別不是很大。

東哥在南邊的紫瑞大道新開了一家酒吧，投資六百萬人民幣，歐式裝修，為了營造出傳說中的高端大氣上檔次，專門去四川大學招聘了幾名東歐女性留學生來酒吧打工，金髮碧眼的美女穿梭於酒吧之間，與寫文章時中英文夾雜類似，一旦另闢蹊徑，文章彷彿貫穿中西，不尚細碎，點染數筆，即成格局，也有意境。

開業那天，我邀約了一幫哥們去捧場。

東哥很善解人意，安排了漂亮的美女跟我們喝酒，美女是波蘭人，普通話比我還說得標準，基本達到了縣級市電視臺的播音員水準。

我有些不服氣，酒至微醺，惡作劇對美女進行中文水準測試：「Hello，男性生殖器的睪丸，你知道的，睪丸兩字怎麼寫啊？」

美女不假思索，龍飛鳳舞的在便簽紙上寫出「搞完」。一桌人哄堂大笑，我卻憤憤不平了，這麼快就搞完，太傷中國男人自尊。於是一筆一畫教洋妞正確書寫睪丸（睾，音同睪，異體字），並一臉嚴肅告誡她：「那玩意長得像丸子，丸子充血了女人才能幸福，所以睪丸的睪是上面一個血下面一個幸字。」

美女虛心向我求教：「老師，你把生殖器所有器官的正確中文寫法都教給我吧。」

既然談到睪丸，東哥突然半開玩笑問到我一個問題：「為什麼我的睪丸摸起來一大一小，一高一低呢？」

看來我得對東哥及同去的一群哥們集體科普了。

睪丸外形略呈扁卵圓形，左右各一，表面光滑，與附睪一起共居於陰囊內，左右兩側睪丸的重量及體積稍有不同，大規模的臨床資料統計，成年中國人的右側睪丸比左側睪丸略重，大小因人而異，左右兩邊絕對一樣大的人很少。初生兒睪丸相對較大，青春期前發育遲緩，青春期迅速發育，老年後縮水，逐漸變小。體檢常以睪丸容積測量器作為男人生殖功能的一項參考指標，一般認為成年人睪丸容積小於十二毫升（睪丸長徑乘以前後徑等於睪丸容積），則提示功能不良。

文藝復興時期雕塑巨匠米開朗琪羅有一個雕塑代表作《大衛》，米開朗琪羅早就觀察到了這個事實：男性的右側睪丸比左側睪丸高。

為什麼呢？

睪丸在胚胎發育過程中的大部分時間裡位於腹腔，當胎兒逐漸發育，大概八個月時，睪丸逐漸下降。胎兒呱呱墜地時，睪丸也妥妥的降到了陰囊裡。理論上兩側睪丸的下降速度應該保持一致，實際上並非如此，目前還沒有弄清楚原因，右側睪丸下降要比左側略晚，左側睪丸往往最先降入陰囊，右側睪丸喜歡姍姍來遲，沒辦法，輸在了起跑線上，所以，大多數男性的睪丸是右高左低。

是不是所有男性都如此呢？

不是，少數男性是左高右低。

英國著名刊物《自然遺傳學》報導：正常成年男性有兩個睪丸，分別位於陰囊左右側，呈卵圓形，對大多數男性來說，一般右側比左側高一公分。

其實兩個睪丸不處於一條水平線上有好處，一高一低，錯開一點可以減少運動時碰撞的機會，而且方便更好散熱，簡單想像一下，要是兩個睪丸都一樣高，跑起來就是蛋碰蛋了，不舒服得緊。

除了兩側睪丸的高低不一樣，甚至大小也有差異。成年男性的睪丸，兩側由於生理發育等原因導致**大小不一屬於正常現象，但差別不是很大**。

如果發現最近睪丸忽然一側增大很明顯，就要及時去醫院檢查了。在睪丸一側增大的同時，還伴有發熱和局部疼痛，很可能是附睪炎或是睪丸炎。

如果是沒有感覺的莫名增大，還要考慮睪丸腫瘤的可能性。

睪丸腫瘤的發病率也在逐年增加，學會睪丸自檢也是男性必須掌握的技巧。

美國國家癌症協會（The National Cancer Institute）一直宣導睪丸自檢（testicular self-examination），主要從青春期之後開始，但對於疑似隱睪的小兒，則由父母幫助檢查，檢查的最佳時機在洗澡以後，因為熱水使陰囊皮膚充分鬆弛，方便觸摸。

自檢方法：站立位，站穿衣鏡前面，抬起左腿或右腿，腳踩於一定高度的平臺（如椅子）上。將大拇指放在睪丸的上部，食指和中指放在下麵，輕輕轉動並揉捏睪丸，仔細觀察、感覺睪丸有沒有腫塊、腫大、疼痛或硬度異常。但凡有異常情況，趕緊看醫生。

睪丸自檢的頻率：每一至兩個月一次。

4 神祕消失的「蛋蛋」去了哪裡？

兩個蛋蛋左右各一，才是完整男人，
差了一個，那是病，得治。

東哥二婚，不滿三十歲的後妻八月前為他生了一個男孩，他說：「下兒，改天我把兒子抱來，你好好給我檢查一下。」

我答應了。

兩天後，東哥攜後妻帶八個月的兒子來醫院檢查，檢查結果讓東哥驚慌失措：孩子右側陰囊空虛，睪丸不見了。

小兒正對我、背對我，我摸；小兒站立位、倒掛位，我也摸。眾裡尋蛋千百度，驀然回首，蛋蛋異位於腹股溝區內環處。

這是典型的隱睪。

隱睪也是小兒的常見疾病之一，孕婦孕期的第八至十六週，在雄激素的刺激下，胎兒外生殖器開始增大，第二十三週之前，睪丸一直位於腹腔內，胚胎早期，腹膜在腹股溝內環處向外有一袋狀突出，稱為腹膜鞘狀突，鞘狀突隨睪丸下降，大概胎兒三十二至三十四週時，由腹腔到達陰囊。有研究表明，**懷孕三十週後的胎兒**重量是睪丸下降與否的重要決定因素，**體重小於九百九十克的胎兒的睪丸往往不下降**，體重大於一千兩百二十克的胎兒的睪丸幾乎都下降。

東哥開始怪罪後妻了：「都是你的錯，給你買了那麼多營養品，你就不吃，嫌膩。」

我糾正東哥的誤區：胎兒的體重並非大量補充營養品就可以增加，胎兒的正常發育及睪丸下降與睪丸引帶、下丘腦—垂體—性腺、雄激素等諸多因素有關，說了你也不懂，我們還是好好來探究孩子的治療及預後吧。

為了精子的正常發育，睪丸必須下降到陰囊，必須保持一個比腹腔溫度低攝氏二至三度的特定環境，高攝氏二至三度的溫度足以讓睪丸的正常組織結構發生改變，兩歲後進行外科手術，術後睪丸的組織病理學特徵已經發生明顯變化；青春期後手術，睪丸就只是擺設了，功能幾乎報廢，目前大多數泌尿外科醫生建議隱睪的最佳時間是在一歲之前。

這就是隱睪的一個併發症：男性不育。

隱睪還有另外一個嚴重的併發症，隱睪病人繼發睪丸腫瘤的概率是正常人群的四十倍，腫瘤發生的危險性也與隱睪的位置有關，未降睪丸的位置越高，發生腫瘤的危險性越高，大多數睪丸腫瘤發生在腹腔內的未降睪丸，概率比位於腹股溝區的睪丸高出六倍。

有個很極端的案例，湖北某縣一名二十多歲男子，家境貧寒，剛出生不久即被診斷為隱睪，醫生建議手術，因為家徒四壁，家長一拖再拖，慢慢把這事忽略了。男子二十多歲時發現腹股溝區包塊，去武漢某著名醫院就診，已經是睪丸惡性腫瘤晚期，怒不可遏的男子用一把菜刀殘忍的砍死了沒有及時為他手術的父親。

東哥聽得毛骨悚然：「你還說個球啊，趕緊把我兒子手術做了嘛。」

手術簡單，採用標準的睪丸固定術：

- 完全游離睪丸及精索。
- 高位結紮鞘狀突。
- 保證精索血管的完整並使睪丸可以無張力的到達陰囊底部。
- 在陰囊皮膚與肉膜間建立表淺的陰囊袋以容納睪丸。

手術後不久東哥的兒子痊癒了，東哥唏噓：「幸運啊，有你這個當醫生的朋友。」

我愉快打著哈哈：「不是幸運是性運。」

那麼對所有家有男嬰的父母，你們應該注意什麼呢？

男嬰出生以後，最好到縣級以上醫院找專業的泌尿外科醫生進行生殖器檢查，不是我詆毀小醫院的醫生的業務能力。每個男嬰的生殖器長得各不相同，檢查時男嬰的體位、睪丸的位置、合作程度、腹股溝區及陰莖根部肥厚的脂肪墊經常影響醫生的判斷，而提睪反射會使本來在陰囊的睪丸出現回縮，升高到腹股溝的位置。可以觸及的睪丸、不能觸及的睪丸、睪丸缺如及回縮睪丸，需要醫生做出準確判斷，倘若睪丸在陰囊及腹股溝區均不能觸及，腹腔鏡探查是最有效的方法，有經驗的泌尿外科醫生會根據腹腔鏡探查結果，來決定最好的手術方式。

我知道你們看完這篇文章後，當爸爸的會摸襠下蛋蛋，估算自己的性能力，然後接著摸兒子的蛋蛋，看看它們究竟在不在。摸吧，男人摸不是罪，兩個人一起，才叫旅行，一個人屬於瞎轉悠；兩個蛋蛋左右各一，才是完整男人，差了一個，那是病，得治。

5 小孩尿床到底哪裡出現了問題？

部分男孩的遺尿有可能是包皮垢刺激尿道所致，可以做包皮環切術。

在門診和各類醫學諮詢平臺上，都遇到過這個問題：小兒尿床怎麼辦？這就是所謂的小兒遺尿症。

對小兒遺尿症，還是有相對嚴格的定義：五歲及以上的孩子出現比較頻繁的尿床並且持續存在。再解釋得詳細一些，五歲以上的孩子在夜間不能從睡眠中醒來，而發生無意識的排尿現象，每週達兩次或兩次以上。

導致小兒遺尿症的原因是什麼呢？

- 睡眠時產生的尿液過多。
- 膀胱功能障礙。
- 孩子酣睡，難以喚醒。

• 器質性疾病，譬如泌尿系統先天發育畸形、脊椎裂等。

• 尿路感染。

對小兒遺尿症，最開始一般採用行為治療：就是定鬧鐘，定時讓孩子起床排尿，建議設定一個生物鐘，避免尿床現象發生。

許多家長有一個很不好的習慣：對尿床的孩子進行呵斥，結果往往事與願違，緊張情緒加重了孩子遺尿症狀，甚至給孩子心靈帶來創傷。

行為療法不佳，就需要去醫院做相關檢查：

• 尿液分析，排除尿路感染。**部分男孩的遺尿有可能是包皮垢刺激尿道所致**，可以做包皮環切術。

• 泌尿系統彩色都卜勒超音波檢查，了解腎發育情況。

• 脊椎裂是較少見的導致小兒遺尿症的原因，可以行腰椎正側位片檢查確診。

藥物治療：

・去氨加壓素（Desmopressin）是唯一獲得國際認證治療兒童遺尿的藥物，是一種天然抗利尿激素，通過濃縮尿液，減少尿液，將夜間尿量控制在正常範圍。

用法：每天一次，睡覺前一小時口服。

初始治療從〇・二毫克開始，連續口服二至六週，改善後再持續治療三個月。效果不佳時加量，最大量加到〇・六毫克。

有一點一定要記住：晚飯後不要喝水，不要食用具有一定利尿作用的水果，譬如西瓜，睡覺前一定要排尿，清空膀胱裡的尿液。

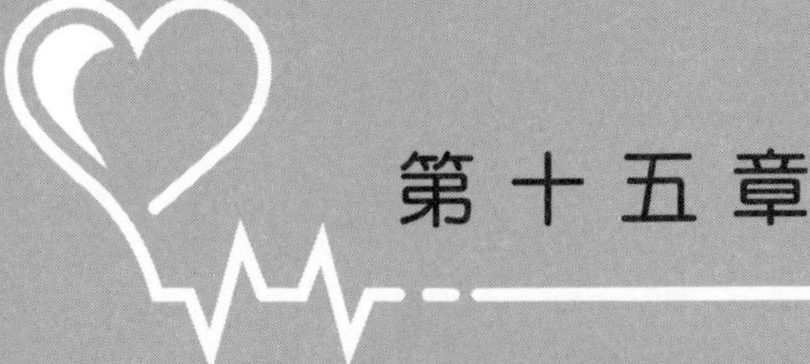

第十五章

穹頂之下的醫患關係

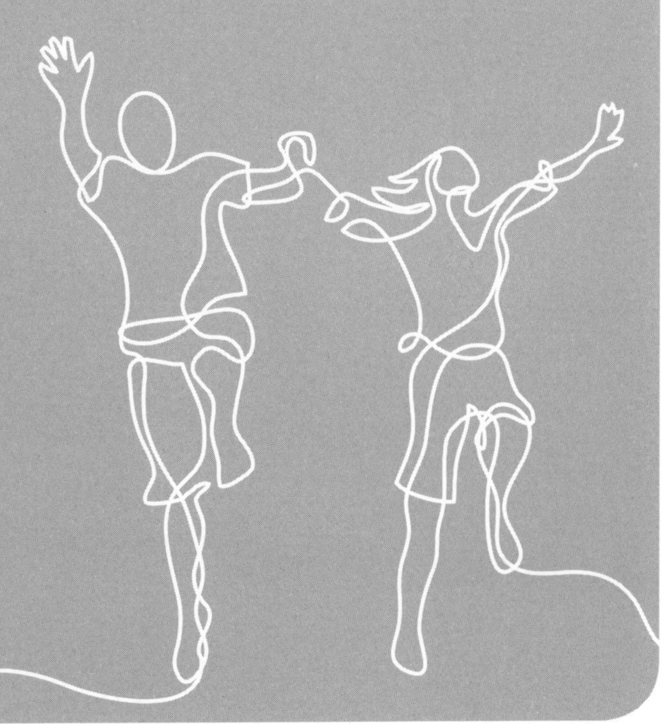

1 十三臺手術！我的愛情鳥就這樣飛走了

十三是個不吉利的數字，我並沒有與心儀的女人共用最後的晚餐。

二〇〇九年三月四日，一個非常普通的日子，只不過那天是週三，上午是我約定俗成的專家門診，下午有兩臺經尿道前列腺切除術、一臺經尿道膀胱腫瘤電切術（TURBT）及兩臺經皮腎鏡鈥雷射碎石術（PCN）。

那時我離婚已經三年多了，朋友介紹了一位女朋友，公務員，有春回枝頭、蝶衣翩飛般的明媚，接觸了兩個月，感覺甚好，感覺是樹上的葉子，大概再卿卿我我幾個來回，好感會昇華為愛情，而愛情，是樹上開出的最璀璨的花。

上午七點起床洗漱，出門之前給非常規律的她發了條短信：「今天的日子可好了，天氣預報說一直陰霾的天府之都今天陽光燦爛，有沒有翹班、喝茶、曬太陽的衝動？三月四日，妳可以丟三落四，我們在一起不怕別人說三道四，妳可以對我挑三揀四，我趁機耍賴皮一樣不三不四，因為妳的朝九晚五，啥都泡湯了，我好討厭九和五兩個數字！」

拿著手機的她肯定對著螢幕投去會心一笑，很快回我了：「雖然我不能翹班，但如此特別的日子，我願意陪你燭光晚餐。」

我掂量了手術需要的時間，門診結束後簡單囫圇一碗泡麵，下午一點開始手術，七點以前可以全部結束，與她一起吃飯應該是來得及的。

那天門診病人好多，其中有六名是父母驅車兩百多公里，從重慶來成都特意找我做包皮環切術的兒童，本想按照醫院的規定預約，但看在他們長途奔襲的份上，實在沒辦法拒絕，我心一橫，打電話到門診手術室：「中午加塞六個包皮環切術。」

六個包皮環切術，看似流水線作業，但畢竟有一些繁瑣的準備程序，等我順利完成後心急火燎趕到住院部手術室，下午三點了。

比預計晚了兩個小時開始當天的手術，依然鎮定進行，所有的手術結束，差不多晚上九點，我突然想起晚上與女朋友的約會，在更衣室摸出褲兜裡的電話，有七個她的未接來電及一條短信，短信充滿憤怒：「你是個騙子，害我在歐洲房子像個瓜娃子一樣等你兩個小時，不用再聯繫了，再見！」

我回撥電話，她已經關機。

拖著沉重的步履步行回家，還未到社區門口，接到值班醫生電話：「醫院附近酒吧發生鬥毆，泌尿外科新收入兩位刀刺傷致腎破裂病人，需要急診手術。」

急忙攔下一輛計程車，重新趕回醫院。

按照病人受傷的嚴重程度，疲憊不堪分別為病人行了一臺腎切除術，一臺腎破裂修補術。脫下手術衣，腿像灌鉛了一樣難受，有些邁不開腿，在護士攙扶下，一瘸一拐的離開手術室。

等在門口的病人家屬對我千恩萬謝，其中一位關切的說：「卞老師，我送你回家吧。」半夜三點了，社區居然停電，一片漆黑，病人家屬打開汽車遠光燈，目送我回到社區，目送我的蹣跚而行，他沒有馬上離開，一直用遠光燈照亮我歸家的路。

這是我從醫以來記憶中最深刻的一天，完成大小手術十三臺，十三是個不吉利的數字，我並沒有與心儀的女人共用最後的晚餐，也不是參與最後的晚餐的十三個客人，我才不願做耶穌的弟子猶大，背叛及出賣救死扶傷的榮譽。

2 我那不堪回首的從醫之路

為什麼醫生會成為高風險職業之一？
為什麼醫院及醫生會被妖魔化？

我的老家在四川省廣安市鄰水縣，一個既出聖賢也出刁民的貧瘠之地。

我出生在一個偏僻小鎮，父親是小鎮當時的革委會主任兼中學校長，父榮子貴，兒童時我是孩子王，身邊簇擁著一群衣衫襤褸的玩伴，經常幹些偷雞摸狗的事。

最過分的是率領小粉絲隊去鎮衛生院偷看婦女安置節育環，未遂，還被院長氣急敗壞趕了出來，鎮衛生院臨河，河邊的淺灘上有丟棄的醫療垃圾，裡面偶爾有一些人體組織。

我用鐮刀叼起一塊，命令同行的每個夥伴稱我為「爺爺」，不然就將鐮刀上的人肉甩到他臉上去。其中一位號啕著落荒而逃，並向我父親告狀，一直信奉「黃金棍下出好人」的父親用一根竹片折磨了我半個小時，竹片橫著切進我的小腿，有數道傷口，迄今還殘留疤痕。

從此，我就部分喪失人身自由，相當於現在的「雙規」，必須在規定的時間和規定的地點向父親報到。

讀書我是很不用功的，常蹺課、上課打瞌睡，期末考試時我總是膽戰心驚，因為成績公布後，逃不掉的是父親的拳打腳踢。

某次語文的期末考卷上有道題目，用「原來」造句，我的答案是：原來下主任是爸爸。破天荒的，父親沒有打我，而是用詭異的眼光盯著我說：「你娃娃是不是智力有問題？」

父親翻出了許多老書，譬如《安徒生童話》、《西遊記》、《三國演義》等，在文化極其匱乏的二十世紀一九七〇年代，它們帶給了我無與倫比的驚喜。

奇了怪了，從此我的成績高歌猛進，每次都全校第一，尤其是寫的作文，讓我的語文老師也嘆為觀止。

想起了羅素的一段名言：在干涉兒童教育的各種力量中，沒有一種力量站在兒童自身幸福的立場上。而我則由衷感謝父親，他的陰錯陽差讓我的童年充滿了童話般的絢麗。

不過父親仍然固執，在我填報高考志願的時候，一鼓作氣給我選擇了四所醫科大學，理由是：當醫生穩當，是橡皮飯碗，金飯碗、銀飯碗不如醫生的橡皮飯碗，摔不爛，還能彈起來蹦躂幾次。

我考上的是同濟醫科大學，位於湖北省武漢市，二十多年前在湖北省的所有高校裡，錄取分數超過武漢大學及華中理工大學等名牌學府，排名第一，就是入校時覺得好憋屈，怎麼醫科大學這麼小啊？研究生加本科生一起，總的學生人數不到三千名。直到畢業時照本宣科，跟著中國外科學之父裘法祖院士朗誦了一遍《希波克拉底誓言》，雖來自古希臘，卻成了全球醫生的職業聖典，鏗鏘有力，與婉約的中國《詩經》遙相呼應，「天生烝民，有物有則，民之秉彝，好是懿德」。一言以蔽之，醫乃仁術，濟世救人。

毫無疑問，當我與我的同學們異口同聲朗誦到《希波克拉底誓言》的最後一段：「我遵守以上誓言，目的在於讓醫神阿波羅、阿斯克勒庇俄斯及天地諸神，賜給我生命與醫術上的無上光榮；一旦我違背了自己的誓言，請求天地諸神予我最嚴厲的懲罰！」此時有一絲的怦然心動，感一生的莊嚴使命。

成績同樣出類拔萃的妹妹步了我的後塵，兩年之後，她也考入了同濟醫科大學，當時通信極其落後，妹妹接到錄取通知書當天給我發了一份電報，電報裡只有兩個字：「一樣。」妹妹現在在深圳市一家婦幼保健院工作，是深圳市頗有名望的產科專家。在醫患關係如履薄冰、傷醫案如電視連續劇般每日上演的當下，我們經常會在一起交流從醫經驗及討論目前的從醫環境，而尤具諷刺意味的是，這麼多年過去了，年逾古稀的父親電話裡囑咐我們最多的是：疑難重症讓別人治療，當初讓你們學醫是錯誤，注意安全。

為什麼醫生會成為高風險職業之一？為什麼醫院及醫生會被妖魔化？

3 醫生的願望都是希望病人健康

病人的怨氣沖天與長時間的等待，及想像中的醫生的敷衍有關係，近三〇％的醫患衝突來源於此。

又要說到多年前的那件事，我為一位患有腎結石的中年婦女進行PCNL手術，造成手術失誤。

術後我很老實向病人家屬承認我的失誤，倘若拔管的當天立即重新置管，不會變得如此狼狽。

這下病人及病人家屬不依不饒，如果第一次手術是起點，第三次手術就是轉捩點了，不間斷定期威脅及還算理性的談判，病人的索賠成功，我也為此賠償數額不菲的三疊人民幣。

我並不是個堅強的人，雖說日出東海落西山，愁也一天，喜也一天；遇事不鑽牛角尖，人也舒坦，心也舒坦。我就沒有舒坦過，自此逐漸淡出手術臺，讓年輕後輩繼續折騰。

迄今我依然在反思，感覺很委屈很悲壯，在一個已經拆了的酒吧，舉辦一場不存在的演出，唱一首從未被寫出的歌，紀念一個死了心的人。

十年後的醫療環境早已面目全非，醫患本來是一種齊心協力對抗病魔的關係，最要緊的是風雨同舟，可惜病人總是要求坐上豪華遊輪，臨床上經常遇到病情變化的雲譎波詭，醫生的那條小木船經不起驚濤駭浪的襲擊。

我相信大多數病人依然打從心裡尊重醫生，只是這份尊重因為不良媒體的連篇累牘而被蒙上了更多懷疑，醫生把本應用於悉心治療病人的時間，分流出來書寫或修改日後可能作為呈堂證供的病歷，那啥說得好，防患於未然嘛。雖然硬朗輪廓的臉上，一雙深目照舊露出柔軟與溫情。

其實，沒有一個醫生是想把病人治壞的，脖系聽診器，手握柳葉刀，在每一個清霧初起的早晨，在每一個慵懶困倦的下午，他們打起精神，全心全意。

中國特色的醫療是大城市裡的大型三甲醫院人滿為患，譬如我在每個週三的上午會看四十至六十名病人，每次都有病人抱怨，幾句話就把他打發了，醫德有問題。可是我沒有辦法啊，我知道認真傾聽病人的講述是另外一張具有治癒系效力的處方，可是病人太多了，為了提高效率，就得降低效力。君不見每次上電影院方便，男廁所總是快捷方式的魚貫而入，女廁所總是排起長隊的慢慢吞吞。為啥？工具決定效率。如果病人認真體會醫生的寥寥數語，大概效力與站起屙尿、蹲下屙尿一樣一樣的，都是在最有限的時間裡沒有讓尿液殘餘在膀胱裡。

一項有意義的研究表明，病人的怨氣沖天與長時間的等待，及想像中的醫生的敷衍有直接關係，近三〇%的醫患衝突來源於此。

最嚴峻的問題，治療效果及預後。病人總是希望醫生手到病除，而即使是同樣的疾病，每個病人都有個體差異，醫生得從紛繁複雜的病情中尋找蛛絲馬跡，然後擬出最合適的治療方案。《靈樞．九針十二原》語重心長告誡：「知機之道者不可掛以發，不知機道，叩之不發。」它談的還是一個相對簡單的補瀉，醫者，當小心謹慎，不差於毫釐之間。現代科學的日新月異，讓醫學達到了一種老祖宗們完全沒有預測到的高度，無奈高處不勝寒，隨之而來的風險也越大，稍有不慎便鑄成差錯，天文數字的賠償金額甚至讓每位同行噤若寒蟬。做，抑或不做，是個問題。大多數醫生會勇敢選擇做，治療效果及預後呢，肯定不會讓每一個病人滿意，何況日新月異的現代醫學依然有其局限性，治療效果欠佳的個別極端分子會採取更加極端的方式，傷醫或弒醫。

每當傷醫或弒醫案發生，醫者群情激憤，譬如溫嶺血案，不在沉默中爆發，就在沉默中滅亡。警方終於有了些許作為，但帶給醫療界及非醫療界的啟迪卻南轅北轍：醫療界認為被弒的醫生能夠喚醒國人的醒悟，而非醫療界認為弒殺一個醫生能夠喚醒醫療界的醒悟。

無數次思考及反省，甚至有過辭職的念頭，最後還是決定從自己做起，每次門診固定看四十位病人，以提高服務品質，嘗試對每位病人微笑，平日三言兩語就能打發的尿道炎，也多幾句叮嚀。病人離開時無一例外深表感謝，一位在外院就診體驗不佳的病人用手機拍下我看病時的照片，說要銘記這一刻。看來換位思考很重要。眼裡有春天，病人才能溫暖；腹中有良策，處事才能俐落；腳步有節奏，步履才能輕盈。

林清玄說：「柔軟心是蓮花，因慈悲為水、智慧做泥而開放。具有柔軟心的人，即使面對的是草木，也能將心比心，也能與草木至誠相見。」以前我總喜歡將自己鎖在自己的世界裡，安靜、憂傷、孤單、思念，灑落一地。我的心情也隨著放大，慢慢發現有時候我的情緒連自己都左右不了。心中牽掛的、忘記的，原來都在柔軟的心底。

醫生的柔軟心，究其根本，是一顆服務患者的心。現在越來越多的醫生，千方百計抽出閒暇時間，在微博、微信上科普醫學知識，以和睦醫患關係為己任，以提高平民百姓醫學常識為己任，那麼，我就以更加系統及雅俗共賞的方式，將泌尿外科常見疾病的診斷及治療寫成一本書，以人文精神重塑醫學倫理，你們會喜歡的。

你有一雙眼睛，我有一雙眼睛，看同一個未來，就是和諧的醫患關係，再累我也願意。

後記

醫道囧事錄

四年前，與母校（原同濟醫科大學，現華中科技大學同濟醫學院）在讀八年制的某臨床醫學生私聊，他說：「下老師，我想對你說三個字：我熱愛醫學。」明明五個字嘛，他斬釘截鐵告訴我：「就是三個字，我熱愛，因為醫學已經在我心中！」

我的後背起了一堆雞皮疙瘩，本來以為「一步一個腳印」這句話，是對胖子最刻薄、最辛辣的諷刺。現在我明白了，「一步一個腳印」是對孱弱醫學生艱難跋涉的最高獎賞。

能把牛皮吹得這麼大，不是因為他的肺活量大，而是名校的本碩博連讀給了他足夠的底氣，他十有八九會找到一個滿意的醫院，他所有的努力十有八九會得到一個滿意的回報。

二〇一七年他畢業，接收單位是江蘇省一家名列前茅的大學附屬醫院。

除了幾所名校的本科畢業生，**普通醫學院的本科畢業生極難找到一個理想的接收單位**，多數醫學生並不願意屈才於鄉鎮衛生院，畢業即意味著失業，無奈只有改行，部分當了醫藥業務代表，為在職醫生送回扣，與入校時拳頭緊攥、朗誦《希波克拉底誓言》形成對比，黑色幽默極了。五年的寒窗苦讀化成一縷飄散的風，或者你都想好了四百萬人民幣怎麼花，體育彩票卻沒有中獎。

心有不甘是吧？那就繼續讀書，考名校、名師的研究生，讀碩士、博士，從一條可愛的小蝌蚪讀成一隻猙獰的癩蛤蟆，終於有過得去的醫院接收你了，還得規培、專培（按：分別指住院及專科醫師的培訓），這期間醫院發給你的薪水，交了房租，入不敷出，甚至食不果腹。除非家境良好，幫你渡過難關。否則，「心之何如，有似萬丈迷津；遙亙千里，其中並無舟子可以渡人，唯有自渡，他人愛莫能助」。

談戀愛、結婚、生孩子等人生大事直接向後拖延，大齡未婚是屬於醫學畢業生的專利，有個段子很淒涼——一個醫學本科畢業生對女朋友說：「等我規培、專培結束了就回來和妳結婚。」也許這是最婉轉也是最直白的分手了。

學醫的特殊性，註定了你三十歲以後才開始慢慢攢錢，你願不願意？

人生是一場永不落幕的演出，每個人都是演員，有的人堅持理想，有的人被現實吞沒，當你看到身邊學其他專業的同學們都錦衣玉食了，你選擇留守還是逃跑？

非聳人聽聞，高校的瘋狂擴招讓博士們也體會到了一職難求的窘迫，中國的博士人數已經遠超過美國了，主要是醫學博士。臺灣薩孟武先生形容：「中國之博士，大多為鴨博士，夫鴨者，能游於水中，而不能捷游；能行於陸上，而不能捷行；能飛於空中，而不能高飛，以鴨之名加於中國之一般博士，不亦宜乎？」

所以，博士也不能高枕無憂，許多一二線城市、省會城市的大型三甲醫院講究第一學歷（本科畢業學校），你有幸擠進去了，可能還是不被重用。

總而言之，選擇臨床醫學專業就是選擇了一條最苦的路，能成為醫生也罷，不能夠成為醫生也罷，有段話說得很好：「這是一場詭祕而盛大的私人化進程，私人化的意思就是，即使你無比錯誤，也無限正確。」有時候，你的無數個回眸未必能夠看到一個擦肩而過；有時候，你拿出天使的心，並不一定換來天使的禮遇。因為從醫的道路荊棘密布，不從醫又確實委屈。

人生路上，當你努力往上爬時，總有幾個壞人，把你拚命往下扯。怎麼辦？還是相信未來吧，直面慘澹的行醫環境，不做天使做天鵝，水面上保持沉著與冷靜，水面下張開腳蹼使勁劃水。

現在流行一句話：「勸人學醫，天打雷劈。」

即使如此，我還是要鼓勵年輕的學子們學醫。

我是怎麼開始學醫的呢？

從小家境貧寒，填報高考志願時父親強行要我將醫科大學作為第一志願，理由很簡單：金飯碗、鐵飯碗不如橡皮飯碗，醫生是橡皮飯碗，砸不爛，還會在地上蹦躂幾次。之後妹妹

「重蹈覆轍」，跟隨哥哥腳步考入同濟醫科大學。

這麼多年過去了，我和妹妹在不同的專業用不同的方式發展。

我除了完成臨床工作以外，近幾年進行醫學知識的普及和傳播，成為網路上最有影響力和最具商業價值的醫生大V之一。

妹妹是深圳市知名產科專家，每天起早貪黑，深受病人信賴。

年逾古稀的父母依然精神矍鑠，因為家裡有兩名醫生提供最有效率的保健。

二〇一四年十月，我在微博上發了一條學醫和行醫道路上的囧事徵集，上萬的回覆和轉發讓這條微博成為當日的最熱門，網友們紛紛感嘆：「學醫如此不易，做醫生如此辛苦，刷完這麼多評論，才知道醫生們並不是對痛苦麻木到冷酷，而是在日復一日的辛勞中仍然保存著悲憫、仁愛和樂觀。」

那些喜怒哀樂，那些酸甜苦辣，被醫生們一一記錄：

@安俊南Amber：前年剛工作，一位老年喉癌患者，做了全喉切除術不能說話了，每天查房、換藥，他都在本子寫上「謝謝」給我看，他有時候鬧脾氣不做霧化不願意咳痰，家屬怎麼勸都不理，只有我去說他才會聽，出院的時候特意拿著小本子寫了謝謝跟我告別。這個爺爺我想記住一輩子，感謝他給我這個小醫生的信任，祝福他健康長壽。

@jiji不是那個jiji：輪轉的第一個科，普外，來了一個三月未解大便的病人，腹脹和腸型甚是明顯，十分消瘦，完全無法灌腸，只能手動助排便，手上戴了三層手套，戴了兩層口罩，和師兄兩人，足足掏了半個小時，一人一半，保守估計得掏了五千克，絕對是值得紀念的經歷。

@范兒愛吃肉肉：八歲小孩疝氣，麻醉不醒，大夫們接臺去隔壁做手術了，留下我和麻醉大哥陪著，我在他耳邊輕輕呼喚：「下課了、放學啦、吃飯啦、看動畫片了、演喜羊羊了。」小朋友不會知道，有個怪阿姨曾經陪了他兩個小時，全程自言自語。

@神內碧雲天：同事出急診，送來個監獄犯人，怎麼都叫不醒，壓眶、疼痛刺激一點都沒有，生命體徵正常，同事心中有數了，點了五百毫升鹽水，推了兩支來適泄錠，病人很快甦醒，跑到廁所排尿去了。

@小sun1213：講點心酸的，我是血液科醫生，我們科一個醫生腰椎間盤嚴重突出，應該休假的，但因為工作太忙一直咬牙堅持，每天疼得站不得坐不得的，結果被一個患者給告到醫德醫風辦公室，說這名醫生每天瘸著腿走路還病懨懨的，影響她心情，不利於病情恢復，最狠的是醫德醫風辦公室打電話給這名醫生要求她不許病懨懨。

@風一樣的阿寶：本人急診科護士，半夜，一大叔背著手走進大廳東張西望，我說看病嗎？大叔問晚上有大夫在嗎？外面有人胳膊斷了。我說有啊，你把病號叫進來吧。我去叫大夫，大叔說好，然後就從背後抽出手來握著一根胳膊舉到我面前說：**「這是他的胳膊，你先拿著，我出去把他抬進來。」**我當時竟然沒叫。

@毘陵驛卒：某位大哥背部多處刀砍傷，結果**青龍紋身被砍成幾段，縫合時還得幫他接龍**……。

@大龍毫：一個黑社會老大被人砍了四十多刀，昏迷後，被扔在糞坑裡，第二天被人發現，報警，員警捏著鼻子送過來，病人所有傷口和有關節的地方全都爬滿了蛆蟲，放手術室地板上清理乾淨，我和老師整整縫了三個小時，才搞定，三天後醒來，千恩萬謝，還說以後在外面被人欺負，報他名字。

@秋菊打領結：有個實習生跟臺，負責穿線，老穿不進去，就把口罩摘下來，舔了舔線頭，然後就穿進去了，不知道有沒有被主刀老師打死？

@夾 xin 餅乾：在急診外科實習的時候，半夜進來個殺馬特（按：smart，類似臺灣的臺客），身高大概一．六公尺，腰上有把刀，滿臉血（別人的血），進來把刀往桌上一扔，撩起衣服指著腹部一個刀口，說：「醫生，給我縫一下就好了。」當時哥就受驚了，原來在我們睡覺的時候，外面真的有江湖。

@大漁童的水世界：二十歲，第一次去消化內科見習，病床上躺一個老頭，腹水，老師讓我叩他腹壁，鼓音與實音的區別，我伸出蘭花指剛碰到老頭的皮膚，**他的內褲裡突然立起一個柱子，我當場喊，老師，有蛇爬出來了**。男老師當場笑得岔氣，我嚇哭了。

@qu195787：婦產科實習，急診病人，被一個男的送來手術，說是啪啪啪時突然腹痛，宮外孕破裂。正手術，來了一個帶槍的特警，知道有槍的才是丈夫時，我們帶教老師趕緊召開緊急會議，討論如何交代病情。

@協和老萬：實習時，輪轉消化科，**給一老太查肛**，側臥位，手指毫無阻力的進入，正疑惑間，老太幽幽的說：「**大夫，你進錯地方了。**」

@WU崇：心內科老師跟我說，有個危重病人，需要持續給氧，某天上午停電了，於是所有的值班醫生、護士輪流用手按壓呼吸氣囊，一直到晚上才來電，所有人的手都瘦了。

@本拉丹〇二〇二：上臺洗手，是疝氣手術，開刀到最後只有主刀的醫生和我。**醫生讓我把病人陰莖扒拉到一邊扶著，我才二十四歲，還沒男朋友呢**，讓我幹這個。

@annie_霓：某女，白血病，夜砍熟睡丈夫八刀，刀刀斃命，想送去搶救，都沒推出內科樓就沒了氣。女淡定的跟同室病友說，放心吧，我不會傷害你們的。據說丈夫不願意給她治療，外面小三等著妻子死了立刻轉正，女非常懂法，告訴前來的員警說：「我認罪，但是不管我到監獄還是看守所都有治病的權利。」員警陪著住了半個月的院。

@Alive不瘦五十斤不改名字：最難忘的實習經歷是在腫瘤外科，遇見一個肝癌晚期大叔，很有涵養的人，去世的那天夜裡，正好我是夜班，**那夜走廊裡迴盪著他用力的叫聲，不是痛苦的呻吟，而是「老婆我愛妳」，重複了一整夜**。他老婆就拉著他的手在一旁哭，而他兒子，就坐在床頭念《聖經》給他聽。淩晨四點，病人死亡，至今難忘！

@ dhsiebxjje：那年我在婦產科見習，第一個就是一個長頭髮美女，她讓我們想辦法把東西從她陰道裡拿出來。局麻過後，我和老師準備手術，突然，手機振動聲傳來，老師呵斥我：「手術時你身上怎麼裝手機？」我說我沒帶啊，然後我們詭異對視了一眼，手機在陰道內，振了……。

@刀小米：老媽是麻醉師，一天深夜值班時，搶救一個被砍成血人的黑道大哥，送到手術臺上縫合背部傷口，擦掉血跡後發現四個大字的紋身：刀槍不入。

@W_遇見小天天：自己單獨值的第一個夜班，一老爺爺大咯血，我嚇得只知道給他拍背不知如何是好。至今記得老爺爺說：「姑娘別怕，沒事，我總這樣，你去叫大夫。」老爺爺是肺癌，農大的退休老師，後來手術很成功，去年還在動物園遇見他和老伴，他還記得我和幾個護士的名字，看見我帶著孩子無限感慨。

@豐台張：剛上班時跟主任一起給本院年輕醫生切包皮。那小子極其緊張，打完麻藥好一會兒也不讓人碰包皮，一碰就喊疼。主任拿齒鑷夾了一下陰囊，喊聲響徹手術間。主任說：「這才叫真疼。」整個手術過程患者一聲不吭。

@非檸沫薯：肛腸科，前幾天肛周膿腫出院的病人今早來換藥說：「大夫，您還記得我嗎？我是……。」老師說，我不記臉，你得把褲子脫了讓我看下屁股，我就能想起來了。患者上床脫褲子，老師扒開屁股一看，哦，就是你啊，想起來了！

@不是劉老爺的寶：太多記憶了，在手術室實習時，上晚班，一個車禍病人，臉部摔裂要縫合，過氧化氫倒下去時，那泡沫奔騰的場景，很像喪屍。接著做完兩個開顱手術後，淡定喝著瓦罐湯，我就確信我適合這個工做了。

@章蓉婭醫生：我實習時第一次上臺手術，一開胸病人就大出血，血管畸形，出血如趵突泉般洶湧，當時我嚇壞了，心想：我的第一個病人不會就這麼死在我手上吧？鮮血咕嘟咕嘟往外冒，看著看著，我就暈過去了。我醒來時，病人還活著，教授力挽狂瀾，患者撿回一條命。那以後，我再沒暈臺過，病情再惡、出血再多我也不怕了！

@千媽的圍脖：普外護士，帶著學生給尿瀦留患者導尿，膀胱裡尿太多了壓力巨大，尿管一進膀胱，一股清泉就飆到了我臉上，病房裡鴉雀無聲，我淡定的安慰了目瞪口呆的幾個學生：「沒事，尿是無菌的。」然後把剩下的活幹完。因為太忙了，頂著一臉騷氣，上了一上午的班。

@糊七筒：實習時做心電圖，做出來波形一直有干擾，我以為導聯插的位置不對，就在女病人胸口找肋間隙，緊張得滿臉通紅，最後對病人說：「對不起，我第一次做。」病人回答：「誰都有第一次啊，沒關係。」我還記得她的模樣，至今想起，心裡都是濃濃暖意和感激。

@zxp3330：傳染科實習，一肝硬化病人死亡了，單人病房，就老師帶我處理屍體，我在屍體右側將屍體側翻，好讓老師擦背，然後就聽到**屍體嘴裡發出長長的打嗝聲**，我和老師都嚇壞了，趕快停止了所有操作。之後分析起應該是屍體腸脹氣明顯，側翻時腹部受壓，氣往上走，經過喉部發出的聲音。當時真是嚇壞了！

@天天美媽媽：一女病人到我院做陰道超音波，操作醫生給另外一個同事說拿一下避孕套，那個女病人說，沒事，我在安全期……。

@某廢」某 out：普外實習，門診來個一八五帥氣小哥要換藥，臉紅心跳領進治療室：「換哪裡的藥？」帥哥自覺脫下衣服，只見兩個咪咪處兩團棉紗……我反射性的問：「你做了什麼手術？」帥哥曰：「乳腺切除。」那一刻，我們都很安靜……。

@骨感幽靈：實習的時候，第一次觀摩泌尿外科手術。手術臺上，男病人出現生理反應，老師淡定的回頭對我們幾個女生說：「看，這就是勃起。」

@李哲教你學解剖：我輪轉的時候，一個嚴重酒精肝的患者，一邊打著點滴，一邊喝著二鍋頭。我勸他別喝了，他隨手給了我一袋花生米。

@隨珠和璧 er：在腦病科實習，老師帶我去給一個七十多歲的老先生做尿道口護理。處理完畢後，老師說，清理後要把他這個龜頭再包到這個皮裡。結果，怎麼塞龜頭都露在外面。老師問家屬，他這個是不是平時都塞不進去？家屬支吾半天答不上來，後來才知道那家屬是他女兒。

@rahpsody：一大爺直腸破裂傷，夜班急診手術，值班主任詢問病人如何受傷，病人一句話都沒說，保持沉默。主任檢查傷口位置之後對於如何受傷百思不得其解，後來詢問患者兒子得知，大爺替兒子在工地守夜，半夜大解沒帶衛生紙，看見旁邊有一根立著的鋼筋，就想用鋼筋蹭一下，沒想到腳下一滑就插進去了。

@曉東大夫：那年在急診外科見習，一位顱腦外傷患者需要氣管插管，女麻醉醫生提著喉鏡正在觀察病人聲門，忽然聽見病人發出一聲：「嘔！」從口中噴出一團咖啡色物質，只見她敏捷的一閃，咖啡色物質從她耳邊劃過，啪的一聲射在她身後的牆。她繼續找聲門，淡定的對我說：「看，這就是顱內高壓導致的噴射性嘔吐。」

精彩的故事還有很多很多，部分涉嫌少兒不宜，網友「@麻黃、你的桂枝掉了」情不自禁的感嘆：「兩天看完七千多條評論，以前總以為中國人已經道德缺失，不！那些仁義，那些慈悲，那些肝膽相照依然在骨子裡！」

網路上的大多數醫療界網友是醫學生，他們年輕，血氣方剛，固執而頑強的與彈冠相慶的毒蠍心腸進行對罵，充滿暴戾之氣，客觀上進一步惡化了醫患關係。而最悲催的是，傷醫弒醫等負能量的傳播越廣，越是有暴徒效仿，似乎是在誘導更多的對治療效果不滿意的病人及病人家屬：「醫院是輸送量最大的ＡＴＭ。」而醫生進行科普，則是加強醫患溝通的另外一種方式，用文字展示我們工作的實情，讓大眾了解我們的無奈與不易。大眾熟悉我們了，就會多一分親近與同情，建立某種熟人社會，是在中國行事的法寶之一。

醫患的共同敵人是疾病，理解及攜手是戰勝疾病的根基。醫患交惡只會滿目蒼涼，醫患並肩則會溫暖溢心。站歲月河畔，靜數塵世紛擾，笑看雲卷雲舒！

國家圖書館出版品預行編目（CIP）資料

讓我們的靈魂激盪身體歡愉：男科醫生的臨床手記，講透男人身體的祕密，值得女人通宵看完的祕笈／成都下水道（任黎明醫師）著. -- 初版. -- 臺北市：任性，2020.02

384面；17x23公分. --（issue；015）

ISBN 978-986-98589-0-8（平裝）

1.泌尿生殖系統疾病　2.男性

415.8　　108021487

issue 015

讓我們的靈魂激盪身體歡愉

男科醫生的臨床手記，講透男人身體的祕密，值得女人通宵看完的祕笈

作　　者　成都下水道（任黎明醫師）
責任編輯　郭亮均
校對編輯　陳竑
美術編輯　張皓婷
副總編輯　顏惠君
總 編 輯　吳依瑋
發 行 人　徐仲秋
會　　計　林妙燕
版權經理　郝麗珍
行銷企劃　徐千晴
業務助理　王德渝
業務專員　馬絮盈
業務經理　林裕安
總 經 理　陳絜吾

出 版 者　任性出版有限公司
營運統籌　大是文化有限公司
臺北市 100 衡陽路7號8樓
編輯部電話：（02）23757911
購書相關諮詢請洽：（02）23757911 分機122
24小時讀者服務傳真：（02）23756999
讀者服務E-mail：haom@ms28.hinet.net
郵政劃撥帳號　19983366　戶名／大是文化有限公司

法律顧問　永然聯合法律事務所

封面設計　林雯瑛
內頁排版　蕭彥伶
印　　刷　鴻霖印刷傳媒股份有限公司
出版日期　2020年2月 初版
Printed in Taiwan
定　　價　399元（缺頁或裝訂錯誤的書，請寄回更換）
I S B N　978-986-98589-0-8